D1923709

Mosaik
bei GOLDMANN

Buch

Um Fett loszuwerden, muss man dem Zucker den Kampf ansagen – so lautet der Grundsatz des erfolgreichen Zucker-Knacker-Programms. Dass man mit ihm auch den Cholesterinspiegel senkt und Diabetes vorbeugt, sind nur zwei von vielen positiven Nebeneffekten. Mit ihrem revolutionären, medizinisch untermauerten Ernährungsprogramm haben die Autoren schon vielen Menschen zu Gewichtsabnahme, optimalem Wohlbefinden und mehr Energie verholfen. Jetzt erscheint ihr Nr.1-Bestseller aktualisiert und ergänzt durch wichtige neue Erkenntnisse – mit tollen Rezepten und einem Special zum Thema Übergewicht bei Kindern.

Autoren

H. Leighton Steward schloss sein Studium mit einem naturwissenschaftlichen Diplom ab. Er war Mitglied der Geschäftsleitung eines großen Unternehmens der Energiewirtschaft und ist Mitglied des Verwaltungsrats der Universität Tulane und Vorsitzender der anthropologisch und geologisch orientierten Gesellschaft »Erde und Mensch«.

Morrison C. Bethea, M.D., Autor zahlreicher Publikationen über Herz-Kreislauf-Erkrankungen, praktiziert als Thorax-, Herz- und Gefäßchirurg in New Orleans. Er ist Aufsichtsrat des Tenet's Memorial Medical Center in New Orleans sowie Mitglied der amerikanischen Vereinigung der Thoraxchirurgie.

Sam S. Andrews, M.D., ist Experte für die Behandlung von Übergewicht und hat zu diesem Thema zahlreiche wissenschaftliche Publikationen verfasst. Er praktiziert als Endokrinologe und leitet eine Studie, in der die Wirkung von Nahrungsmitteln mit niedrigem glykämischem Index auf das Körpergewicht untersucht wird. Der a.o. Professor für Medizin an der Staatlichen Universität von Louisiana ist Mitglied des Bauchspeicheldrüsen-Transplantations-Teams.

Luis A. Balart, M.D., praktiziert als Gastroenterologe und Hepatologe am Tenet's Memorial Medical Center in New Orleans und ist a.o. Professor für klinische Medizin sowie medizinischer Leiter des Leber-Transplantations-Programms an der staatlichen Universität von Louisianain New Orleans.

Von den Autoren außerdem bei Mosaik bei Goldmann:
Zucker-Knacker (16206)
Zucker-Knacker-Kochbuch (16354)

H. Leighton Steward
Morrison C. Bethea
Sam S. Andrews
Luis A. Balart

Der neue Zucker-Knacker

Das moderne Ernährungskonzept der Zukunft
Dauerhafter Gewichtsverlust und
bessere Cholesterinwerte durch
veränderten Umgang mit Zucker

Aus dem Amerikanischen
von Helke Heino
und Renate Weinberger

Mosaik
bei GOLDMANN

Die hier vorgestellten Informationen sind nach bestem Wissen und Gewissen geprüft, dennoch übernehmen die Autoren und der Verlag keinerlei Haftung für Schäden irgendeiner Art, die sich direkt oder indirekt aus dem Gebrauch der hier vorgestellten Anwendungen ergeben. Bitte beachten Sie in jedem Fall die Grenzen der Selbstheilung, und nehmen Sie bei Krankheitssymptomen professionelle Diagnosen und Therapien durch ärztliche oder naturheilkundliche Hilfe in Anspruch.

Umwelthinweis
Alle bedruckten Materialien dieses Taschenbuches sind chlorfrei und umweltschonend.

1. Auflage
Deutsche Erstausgabe März 2004

Originaltitel: The New Sugar Busters!™ Cut Sugar To Trim Fat
Originalverlag: The Ballantine Publishing Group,
a Division of Random House, Inc. N.Y.
Umschlaggestaltung: Design Team München
unter Verwendung eines Fotos von Zefa/Angelo Christo
Redaktion: Hildegard Adelmann, Renate Weinberger
Satz: Buch-Werkstatt GmbH, Bad Aibling
Druck: GGP Media, Pößneck
Verlagsnummer: 16593
Kö/ue · Herstellung: Ina Hochbach
Printed in Germany
ISBN: 3-442-16593-8
www.goldmann-verlag.de

Inhalt

Vorwort

Warum legen wir Ihnen jetzt die *Zucker-Knacker* in einer aktualisierten, völlig überarbeiteten und stark erweiterten Ausgabe vor? Mussten wir unser Ernährungskonzept revidieren, weil es wie viele Modediäten der fachlichen Kritik nicht standhielt? Nein, ganz im Gegenteil! Unser Ernährungskonzept hat sich erst gar nicht in den Schwarm der Diät-Eintagsfliegen eingereiht, sondern sich als ausgesprochen kompetent, einfach, erfolgreich und vor allem als äußerst gesund erwiesen.

Der Erfolg hat uns veranlasst, unser Ernährungskonzept zu vertiefen und Ihnen gleichzeitig die neuesten Erkenntnisse zu vermitteln. Dazu dienen unter anderem die 18 vollkommen neuen Kapitel, in denen es zum Beispiel um die Vorbeugung von Gewichts- und Gesundheitsproblemen geht, oder um das Übergewicht bei Kindern, das weltweit in den Industrieländern dramatisch häufig vorkommt. Neu sind auch die Kapitel »Bewegung ist gesund« und »Supernahrung«, die Ihnen noch besser helfen werden, Ihr Wunschgewicht zu erreichen und zu halten. Ob und wie viel Übergewicht Sie und Ihre Kinder haben, können Sie in dem Kapitel »Ein bisschen zu dick oder Übergewicht?« auf einfache Weise ermitteln.

Noch mehr Nutzen für Ihre schlanke Linie und Ihre Gesundheit bringen außerdem die neuen beziehungsweise erweiterten Kapitel »Der glykämische Index«, »Achten Sie auf das Etikett!«, »Ihre natürlichen Gewichtsgrenzen«, »Vorräte, die Ihrer Figur gut tun«, »Nicht ohne etwas Süßes«,

»Noch ein Wort zum Alkohol«, »Das Gerangel ums Fett« und »Warum das Zucker-Knacker-Konzept funktioniert«.

Leckere Rezepte, die sich einfach zubereiten lassen, sind bei jeder Diät oder Ernährungsumstellung eine große Hilfe. Deshalb finden Sie in diesem Buch Gerichte, die in den Top-Restaurants der ganzen Welt auf den Tisch kommen, dem Zucker-Knacker-Ernährungskonzept entsprechen und wunderbar schmecken.

Unser Ernährungskonzept hat sich inzwischen bewährt. Wir untermauern dennoch auch in diesem Buch unsere Aussagen über die Vorteile und den Nutzen des Zucker-Knacker-Ernährungskonzeptes immer wieder mit wissenschaftlichen Fakten, die aus internationalen Studien stammen.

Viele Diäten bezwecken lediglich eine Gewichtsabnahme und bieten selten gleichzeitig ein umfassendes Ernährungsprogramm. Damit die Pfunde purzeln, muss sich der abnehmwillige Mensch häufig mit einer drastischen Kalorien- und/oder Fettreduzierung abplagen. Derartige Verzichte passen nicht so recht in unsere Wohlstandsgesellschaft. Wir brauchen eine Nahrung, die uns nicht unsere Lebensfreude verdirbt, sondern sie steigert. Entscheiden wir uns für eine neue Ernährungsweise, sollte die Nahrung uns selbstverständlich erst einmal von überflüssigen Pfunden befreien. Und was fast noch wichtiger ist: Sie muss uns vor gesundheitlichem Schaden bewahren beziehungsweise eventuelle »gesundheitliche Altlasten« so weit wie nur irgend möglich beseitigen. Schließlich verdanken viele Menschen ihren bisherigen Essgewohnheiten die schlechten Cholesterin- und Triglyzeridwerte, die mit Folgeerkrankungen, wie zum Beispiel Diabetes, verbunden sein können.

Braucht man heutzutage wirklich ein ausgefeiltes Ernährungskonzept, um Gesundheit und Leistungsfähigkeit zu verbessern? In den unzähligen Fällen lautet die Antwort:

»Ja!« Ein Großteil der Bevölkerung sieht sich heutzutage im Alltag Entscheidungen und Stresssituationen ausgesetzt, unter denen noch vor wenigen Jahrzehnten im Allgemeinen nur Menschen in führenden, verantwortungsvollen Positionen zu leiden hatten. Wir kommen praktisch rund um die Uhr nicht mehr richtig zur Ruhe. Ob zu Hause oder am Arbeitsplatz, andauernd werden wir gefordert: von Telefonanrufen oder SMS, Faxen und E-Mails. Unzählige Alltagsdinge – von Computerproblemen bis hin zum hektischen Straßenverkehr – verlangen unsere volle Aufmerksamkeit. Die Medien überschütten uns tagtäglich mit deprimierenden Nachrichten, seien es die Berichte über Kriege, Verbrechen, Wetter- oder Wirtschaftskatastrophen. Diesen vielen körperlichen und geistigen Belastungen müssen wir standhalten.

Eine durchdachte Lebensweise, zu der in erster Linie ein entsprechendes Ernährungskonzept gehört, bietet die beste Voraussetzung, um sich den unzähligen täglichen Herausforderungen erfolgreich zu stellen. Uns liegt es sehr am Herzen, Ihnen den Zucker-Knacker-Lebensstil im Detail zu vermitteln. Denn Sie haben jetzt dieses Buch in der Hand, und das bedeutet: Sie brauchen Hilfe, vor allem, was Ihre Essgewohnheiten betrifft.

Einer der Autoren, ein ehemaliger Geschäftsführer eines großen Unternehmens, ist in den Sechzigern und ein schlanker, ranker Mann. Seit über neun Jahren hält er sich an das Zucker-Knacker-Ernährungskonzept, dabei verspeist er täglich 3100 Kalorien und verfügt über hervorragende Blutwerte.

Die anderen drei Autoren sind Ärzte, ein Thorax-, Herz- und Gefäßchirurg sowie ein Endokrinologe (ein Experte für Leberfunktionen und Stoffwechsel). Der dritte Mediziner im Bunde ist ein Gastroenterologe, der besonderen Wert darauf legt, die Zusammenhänge zwischen verschiedenen Hormonabgaben und der Leber (in der das Cholesterin produziert wird) nachzuweisen. Jeder von uns vieren hat auf seinem Gebiet schon Herausragendes geleistet und stellt in diesem Buch sein Wissen in den Dienst der Vermittlung einer vernünftigen Ernährungsweise: des Zucker-Knacker-Lebensstils.

Den wissenschaftlichen Arbeiten der drei Mediziner des Autorenteams und den Studien zahlreicher anderer Experten verdanken wir neue Erkenntnisse und gefestigte Fakten, die alle das Zucker-Knacker-Ernährungskonzept noch wert- und wirkungsvoller machen. Ihnen allen gebührt ein besonderer Dank.

Viel Spaß und Erfolg
beim genussvollen Abnehmen und gesünder Leben
wünschen Ihnen
die Autoren!

1

Einführung in das Zucker-Knacker-Ernährungskonzept

Seit dem Erscheinen unseres ersten Zucker-Knacker-Buches haben sich der Erfolg und die Wirksamkeit des Zucker-Knacker-Ernährungskonzeptes herumgesprochen. Diese neue Art des Essens fand Eingang in die Ernährungsfachliteratur und wurde Gegenstand wissenschaftlicher Studien. Unzählige Ärzte empfehlen inzwischen ihren Patienten dieses oder ein vergleichbares Ernährungskonzept.

Was das Zucker-Knacker-Ernährungskonzept bewirkt

Fundierte Studien haben gezeigt, dass eine Ernährung mit kohlenhydrathaltigen, aber zuckerarmen Nahrungsmitteln, die einen niedrigen glykämischen Index aufweisen, Übergewicht auf gesunde Weise abbaut und die Gewichtskontrolle dauerhaft erleichtert. Außerdem wirkt sich das Zucker-Knacker-Ernährungskonzept auf viele Erkrankungen ausgesprochen günstig aus, zum Beispiel auf Diabetes und Herzkrankheiten. Unter Experten gilt es auch als wirkungsvolle Vorbeugemaßnahme gegen diese und viele andere Krankheiten.

Statistiken mag man glauben oder auch nicht. Auf jeden Fall kann man daraus Tendenzen ablesen, und die sehen –

was das Übergewicht angeht – äußerst unerfreulich aus. In allen Industrieländern steigt die Anzahl der übergewichtigen Menschen rapide, und es fehlt nicht mehr viel, bis das Übergewicht mit seinen Folgekrankheiten Kopf an Kopf mit Killer Nummer eins – dem Rauchen – liegt. Vielleicht nimmt es sogar bald dessen Platz ein, denn die durchs Rauchen verursachten Todesfälle nehmen ab, während das Übergewicht anscheinend unaufhaltsam immer mehr Opfer fordert. In Deutschland zum Beispiel gilt jeder zweite Erwachsene als übergewichtig – mal mehr, mal weniger.

Rauchen und Übergewicht hängen mit der Lebensweise zusammen, man kann schon sagen zum Glück, denn daran lässt sich etwas ändern. Klar, ganz einfach ist das alles nicht, doch es gibt zahlreiche wirksame Möglichkeiten, die Ihnen helfen, mit dem Rauchen aufzuhören. Und mehr als 90 Prozent der Menschen, die einige Pfunde zu viel mit sich herumtragen, können dauerhaft abnehmen, wenn sie einen Weg finden, der sie auf sichere und einfache Weise zu ihrem Ziel führt.

Natürlich muss man den Weg auch gehen, denn mit einer Handbewegung wegzaubern lassen sich die Pfunde nicht. Aber keine Sorge, Sie haben bereits einen zuverlässigen Wegweiser und Leitfaden in der Hand. In diesem Buch erfahren Sie, wie Sie erfolgreich abnehmen und das erreichte Gewicht über viele Jahre halten können. Wahrscheinlich kennen Sie bereits einige Diäten, darunter solche, die Sie schon zu qualvollen Verzichtsphasen gezwungen oder gar in Depressionen versenkt haben. Trotz solcher Strapazen hält bei unzähligen Menschen der mühsam erarbeitete Erfolg nicht lange an. Derartige, mit unsäglichem Frust verbundene »Crash-Kuren« ersparen Sie sich mit dem Zucker-Knacker-Ernährungskonzept, denn hierbei handelt es sich nicht um eine kurzzeitige Diät, sondern um einen wunderbaren Lebensstil, den Sie irgendwann – am besten gleich heute – beginnen und bis ans Ende Ihres Lebens beibehalten können. Und wer fürchtet, er dürfe nie wieder normale Nahrungsmengen zu sich nehmen, irrt sich. Das Ganze ist leichter, als Sie denken.

Worin liegt das Geheimnis der Zucker-Knacker-Lebensweise?

Was macht die von uns empfohlene Lebensweise so einfach, so leicht nachvollziehbar, so wirkungsvoll – und so preiswert? Bringen wir die vielen Vorteile erst einmal auf den Punkt: Wir empfehlen Ihnen im Grunde genommen, sich wie Ihre frühzeitlichen Vorfahren zu ernähren, denn die verspeisten nicht ein einziges Gramm eines industriell bearbeiteten Zuckers, sondern Vollkorngetreide und andere naturbelassene Nahrung. Der Speiseplan, den Mutter Natur und die Evolution für uns vorgesehen haben, enthält ballaststoffreiche Nahrungsmittel, die einen niedrigen glykämischen Index aufweisen, jedoch keinerlei künstlich bearbeitete oder hergestellte Lebensmittel. Honig stand nur wenigen privilegierten Leuten zur Verfügung, die Mehrzahl der Menschen genoss Süßes und den süßen Geschmack nur in Form von Früchten oder Gemüsen.

Was erzählen Anthropologen uns über unsere Vorfahren? Zum Beispiel, dass Übergewicht, Diabetes und Herzerkrankungen in deren Leben kaum eine Rolle spielten.

In unserer Zeit und in unserem Lebensumfeld ist praktisch jeder Zweite – ob Erwachsener oder Kind – von Übergewicht betroffen. Die Liste der damit verbundenen möglichen Folgekrankheiten ist erschreckend lang. An erster Stelle steht der Diabetes mit all seinen bedrohlichen Begleiterscheinungen, die unter anderem sogar zum Erblinden und zum frühzeitigen Tod führen können. Gleich danach kommen

Herzerkrankungen samt Herzinfarkt und Bluthochdruck. Weitere – leider recht reale – Schreckgespenster sind Nierenerkrankungen, Gallensteine, Krebs, vor allem Darm-, Brust- und Prostatakrebs, Durchblutungsstörungen, die beispielsweise mit der Amputation eines Beines enden können, Arthritis, Komplikationen während der Schwangerschaft, Menstruationsprobleme, Inkontinenz und schwere Depressionen.

Unbesiegbare Pfunde?

Das Bewusstsein, dass es sich beim Übergewicht nicht nur um eine ästhetische Angelegenheit handelt, sondern die überflüssigen Pfunde eng mit Gesundheit, Wohlbefinden und Vitalität verbunden sind, ist in den letzten zwanzig Jahren immens gewachsen. Inzwischen jagt eine Diät die andere, wobei die fettarme, kohlenhydratreiche Nahrung den Platz Nummer eins der empfohlenen Ernährungsformen einnimmt. Unzählige Menschen haben ihre Fettzufuhr drastisch gedrosselt, jedoch nicht die Kohlenhydratmenge.

Trotz aller Anstrengungen befinden sich im Endeffekt die Normalgewichtigen in der Minderheit, denn im deutschsprachigen Raum tragen 67 Prozent der Frauen und 52 Prozent der Männer mehr Pfunde als nötig mit sich umher. Bei gut einem Drittel kann von Übergewicht keine Rede mehr sein, sondern man muss das Mehr an Pfunden als Adipositas (Fettleibigkeit) diagnostizieren. Kinderärzte und Ernährungswissenschaftler zerbrechen sich den Kopf, wie sie Kindern eine vernünftige, aber dennoch leckere Ernährung nahe bringen, denn fast ein Viertel der Schulanfänger gehen in Deutschland mit Übergewicht an den Schulstart, und die Zahlen in anderen deutschsprachigen Ländern sehen nicht viel anders aus.

Wir sprechen heute schon von »Diäten-«, »Schlankheits-« oder »Fitness-Wahn«, woraus sich schlussfolgern ließe: Jeder hat nichts anderes im Kopf als seine Figur und sein Wohlbefinden. Bis zu einem gewissen Grad stimmt das sogar – und doch steigt die Anzahl der Übergewichtigen gnadenlos. Was läuft da schief? Schauen wir uns doch dazu mal ein paar Fakten an.

Ausgangspunkt ist folgende Tatsache: Zu keiner Zeit erfolgte innerhalb weniger Jahrzehnte solch ein gravierender Wandel in der Ernährungs- und Lebensweise wie in den Staaten, die wir Industrieländer nennen. Im Zuge dieser Veränderungen müssen wir Folgendes feststellen:

- Der Verbrauch an raffiniertem Zucker ist rapide angestiegen.
- Der Verzehr fettarmer Nahrungsmittel hat sich erheblich gesteigert (wobei das Fett sehr häufig durch zusätzlichen Zucker ersetzt wird).
- Während immer mehr Menschen in steigendem Maße kohlenhydratreiche Nahrung zu sich nehmen, verringert sich der Verzehr von fett- und proteinhaltigen Lebensmitteln.
- Gravierender Bewegungsmangel hat sich in allen Altersgruppen breit gemacht.
- Die Fälle von Adipositas (Fettleibigkeit) sowie die entsprechenden Folgekrankheiten sind vehement angestiegen.
- Mehr Menschen als jemals zuvor leiden unter Diabetes und den damit verbundenen Folgekrankheiten.
- Nicht nur die Kosten des allgemeinen Gesundheitswesens sind ausgeufert, sondern auch die privaten Ausgaben für frei verkäufliche Medikamente, Nahrungsergänzungsmittel und diverse Behandlungen haben gewaltige Ausmaße angenommen.

Das Zucker-Knacker-Ernährungskonzept steht nicht allein

Merken Sie, wohin der Dampfer fährt? Erstaunlicherweise läuten viele Politiker und Experten immer noch die alten Glocken und empfehlen unverdrossen eine kohlenhydratreiche, fettarme Ernährung. Wir sind mit unserem Zucker-Knacker-Ernährungskonzept aktuellere Wege gegangen, die viele der oben genannten Probleme ohne Pillen und andere Mittelchen in den Griff bekommen. Auch wenn Sie das vielleicht erst einmal nicht glauben.

Wir schütten dabei keineswegs das Kind mit dem Bade aus, denn wir raten nicht zu einer kohlenhydratarmen Ernährung, sondern zu einer, in der sowohl die sinnvollen Kohlenhydrate als auch das richtige Mengenverhältnis zu den anderen Energie liefernden Nährstoffen sowie Ballaststoffen berücksichtigt wird.

In der Erstausgabe dieses Buches haben wir unseren 14-Tage-Speiseplan so ausgerichtet, dass 40 Prozent der konsumierten Kalorien aus Kohlenhydraten bestehen. Und wir versprachen eine Gewichtsabnahme beziehungsweise ein Halten des Gewichts, wenn 50 Prozent dieser Kohlenhydrate in Form von Nahrungsmitteln mit einem niedrigen glykämischen Index zugeführt werden. Unsere Rechnung ging auf, und das Zucker-Knacker-Ernährungskonzept erfuhr international viel Anerkennung. Erfreuliche Bestätigungen der Grundgedanken dieses Konzept kamen aus den Reihen anderer Experten: Führende Krebsforscher der USA raten als Vorbeugung gegen Krebserkrankungen beziehungsweise zur Unterstützung der Krebsbehandlung zu einer ballaststoffreichen Ernährung, bei der die Kohlenhydratlieferanten einen niedrigen glykämischen Index besitzen und in einem hohen

Maß Antioxidantien enthalten. Auch das Deutsche Institut für Ernährungsforschung Potsdam-Rehbrücke widmet sich im Rahmen eines neu entwickelten Programms »Lebensstiländerung für Gewichtsabnahme und gesundes Leben« dem glykämischen Index.

Wie die Ernährungsexperten, die sich nicht für ein spektakuläres Diätprogramm zu einseitigen Ernährungsempfehlungen hinreißen lassen, plädiert das Zucker-Knacker-Ernährungskonzept für eine ausgewogene Ernährung. Das heißt, der tägliche Kalorienbedarf sollte mit 40 Prozent Kohlenhydraten, 30 Prozent Proteinen und 30 Prozent Fett gedeckt werden. Damit lässt sich der tägliche Speiseplan mit einer gesunden Mischung aus Bestandteilen aller Nahrungsgruppen gestalten. Das macht die Einnahme von zusätzlichen Vitaminen oder Nahrungsergänzungsmitteln überflüssig, weil die genannte Aufteilung die Balance der Nährstoffe sicherstellt.

Die wahren Dickmacher

Das Verdauungssystem des menschlichen Körpers braucht eine ballaststoffreiche Nahrung mit niedrigem glykämischem Index. Das ist durch die Evolution so bestimmt, und daran hat sich seit Jahrmillionen nichts geändert. Der damit verbundene entscheidende Punkt, der den modernen Menschen so markante Gewichts- und Gesundheitsprobleme beschert, liegt im Insulinbedarf unseres Körpers. Von ihm hängt es ab, ob wir schlank und gesund sind oder sich der Kampf gegen überschüssige Pfunde zur qualvollen Dauerbeschäftigung entwickelt.

Unsere heutige Nahrung mit ihrem hohen Anteil an stark zuckerhaltigen und industriell bearbeiteten Lebensmitteln lässt den Blutzucker immer wieder plötzlich und rasant in die Höhe schnellen. Und dies ruft eine stattliche Menge des Hormons Insulin auf den Plan, das für die Regulierung unseres Blutzuckerspiegels zuständig ist. Seine Aufgabe ist es, den Zellen zu signalisieren, das im Blut kreisende Fett, das der Körper gerade nicht braucht, einzulagern. Insulin wird nicht nur »Hungerhormon«, sondern auch »Fettspeicherhormon« genannt. Für diese Bezeichnungen gibt es gute Gründe, über die Sie später noch mehr erfahren werden. Hier sei nur festgestellt: Indem Sie Nahrung, die einen hohen Insulinbedarf hervorruft, vermeiden, versetzen Sie Ihren Körper nicht andauernd in einen Fettspeicherungszustand. Außerdem bewahren Sie damit Ihren Körper vor den Problemen, die durch ein Übermaß an zirkulierendem Insulin entstehen (siehe Kapitel 8 »Gesundheitsfaktor Insulin«).

Wenn Sie gerne essen, dann …

… liegen Sie mit diesem Buch genau richtig. Doch nicht nur in diesem Punkt bringt es gute Neuigkeiten, sondern auch:

- wenn Sie gern und oft auswärts essen oder Ihre berufliche Arbeit dies verlangt.
- wenn Sie Ihre Blutwerte verbessern und gleichzeitig weiterhin schmackhaft essen möchten.
- wenn Sie Ihr Gewicht deutlich reduzieren wollen.
- wenn Sie Diabetiker sind.
- wenn Sie möchten, dass Ihre Kinder schlank und gesund aufwachsen.

Unterm Strich betrachtet werden Sie und Ihre Familie sich mit dem Zucker-Knacker-Ernährungskonzept sehr viel wohler fühlen und Ihr Leben und Ihren Alltag besser meistern.

Wir stellen Ihnen einen Ernährungsweg vor, bei dem Sie die meisten Lebensmittel in normaler Menge zu sich nehmen können, ja, vielleicht sogar mehr, als Sie momentan davon essen. Sie können drei volle Mahlzeiten pro Tag zu sich nehmen und sogar noch Zwischenmahlzeiten einlegen. Und falls Sie lieber Ihren Nahrungsbedarf auf sechs Mahlzeiten aufteilen möchten, ist das auch in Ordnung.

Es gibt nur wenige Lebensmittel, die Sie strikt meiden sollten. Dazu zählen einige Früchte und Gemüse sowie Produkte, die zusätzlichen Zucker oder stark bearbeitetes Getreide enthalten. Es handelt sich dabei um Nahrungsmittel, die Ihrem Körper die Produktion großer Mengen von Insulin abverlangen, um Ihren Blutzuckerspiegel zu regulieren. Streichen Sie einfach diese »Insulinverstärker« aus Ihrem Speiseplan, dann werden Sie gleichzeitig schlanker und gesünder!

Es gibt einige Diäten, die eine ziemlich radikale Reduzierung der Kohlenhydratzufuhr fordern. Der entscheidende Erfolgsfaktor für eine langfristig beständige Gewichtsabnahme wird dabei allzu häufig übersehen: die Tatsache, dass nur bestimmte Kohlenhydrate den dramatischen Insulinanstieg in Ihrem Körper verursachen. Verbannt man die Kohlenhydrate weitgehend aus der täglichen Nahrung, macht sich sehr bald der damit verbundene Mangel an lebenswichtigen Vitaminen, Mineralstoffen, Antioxidantien und anderen Nährstoffen bemerkbar.

Ist Zucker Gift? Das ist eine provokative Frage, die mehrere Seiten hat. Nein, von Natur aus ist Zucker nicht giftig. Und wir scheren auch nicht alle Zuckersorten über einen Kamm. Wir behaupten jedoch: In größeren Mengen ist raffinierter Zucker Gift für zahlreiche Menschen, insbesondere für Diabetiker. Und mit Sicherheit trägt er zum Übergewicht vieler Leute entscheidend bei. Zucker wird außerdem in beträchtlichen Mengen in unserem Verdauungssystem aus Kohlenhydraten (aus Obst und Gemüse sowie Getreide) abgebaut. Aber nur bestimmte Zucker bilden eine echte Belastung für die Gesundheit des Körpers, wahrscheinlich auch für den Geist und sicherlich für die schlanke Linie. Fruktose, der Zucker in Früchten, schadet Ihnen eigentlich nicht, aber wenn man diese Zuckerform zur falschen Zeit oder in ungünstigen Kombinationen isst, kann sie sowohl Verdauungs- als auch Stoffwechselprobleme verursachen. Deswegen empfehlen wir eine zuckerarme Ernährung, für die der glykämische Index eine wichtige Leitlinie ist. Doch zuckerarm bedeutet nicht etwa, den Zucker einfach wegzulassen, das bringt wenig.

Bringen wir das Zucker-Knacker-Ernährungskonzept, über das Sie in den folgenden Kapiteln noch erheblich mehr erfahren werden, hier kurz auf den wichtigsten Punkt: Ja, es gibt nur verhältnismäßig wenige Nahrungsmittel, die Sie bei dieser Ernährungsweise nicht essen dürfen. Und zwar sind es die Kohlenhydrate, die eine starke Insulinausschüttung hervorrufen. Was heißt das in der Praxis? Sie müssen auf Kartoffeln, Mais, geschälten Reis, Brot und andere Backwaren aus raffiniertem weißem Mehl, Rüben und natürlich auf raffinierten Zucker (Haushaltszucker), Sirup, Melasse und Honig verzichten. Genauso wenig sind gezuckerte Getränke und Bier erlaubt.

Manch einer stöhnt jetzt auf und meint: »Genau das alles mag ich besonders gern!« Doch werfen Sie die Flinte nicht gleich ins Korn, schauen Sie sich die Liste der erlaubten Nahrungsmittel und die Gourmet-Rezepte in diesem Buch erst einmal in Ruhe an. Sie werden mit einiger Sicherheit von der Vielfalt und der Schmackhaftigkeit begeistert sein.

Was hat Insulin mit Cholesterin zu tun?

Kohlenhydrate werden im Körper in Glukose (Traubenzucker) umgewandelt, und dadurch steigt der Blutzuckerspiegel. Demzufolge wird von der Bauchspeicheldrüse Insulin ausgeschüttet, um den Blutzucker wieder zu senken beziehungsweise auf das Normalmaß zu bringen. Bei diesem Prozess fördert das Insulin jedoch gleichzeitig die Anlagerung von Fett sowie die Erhöhung des Cholesterinspiegels und möglicherweise auch die gefürchteten Ablagerungen in den Herzkranzgefäßen. Insulin verhindert auch den Abbau von bereits angelagertem Fett. Das sind keine Hypothesen, sondern Fakten. Die Kurve in der Abbildung am Ende dieses Kapitels demonstriert dies auf anschauliche, überzeugende Weise.

Übrigens reagieren einige Menschen nur schlecht auf Insulin, das bedeutet, dass bei ihnen eine Insulinresistenz vorliegt. Ihr Körper braucht große – zum Teil extrem große – Insulinmengen, um den Blutzuckerspiegel zu regulieren. Auch darüber informieren wir Sie ausführlich in diesem Buch.

Nach unseren Erkenntnissen wirkt sich ein überdurchschnittlich hoher Insulinspiegel in keiner Weise günstig auf unsere Gesundheit aus, wobei das Insulin an sich für unseren Körper lebenswichtig ist, weil es den Blutzuckerspiegel ausgleicht. Die negativen Auswirkungen einer Überproduktion dieses hochwirksamen Hormons beeindrucken allerdings jeden, der sich einmal näher damit befasst. Immerhin veranlasst Insulin unseren Körper, überschüssigen Zucker als Fett einzulagern. Es verhindert die Mobilisierung unserer Fettdepots, auch wenn man sich an eine ziemlich karge, Glukose generierende Diät hält. Und noch etwas kann Insulin bewirken: Es animiert die Leber, mehr Cholesterin zu produzieren.

Den Zusammenhang zwischen Insulin und Übergewicht können Sie wahrscheinlich schon aufgrund der genannten Fakten recht gut nachvollziehen. Doch über die Insulin-Cholesterin-Verbindung wundern Sie sich vielleicht. Das hat einer der Autoren dieses Buches auch erst einmal getan. Nachdem er fast 15 Jahre auf Steaks, Lammkoteletts, Käse, Eier und Ähnliches fast vollkommen verzichtet hatte, setzte er diese und vergleichbare Nahrungsmittel im Rahmen des Zucker-Knacker-Ernährungsprogramms wieder auf seinen täglichen Speiseplan. Es dauerte nicht lange, bis der Bluttest eine Senkung seines Cholesterinwerts um 21 Prozent und des Triglyzeridwerts um 50 Prozent zeigte. Er sprach darüber mit seinem Arzt (Herzchirurg und Co-Autor) und meinte: »Für dieses Phänomen gibt es für mich nur eine einzige sinnvolle Erklärung: Insulin regt die Cholesterinproduktion in der Leber an. Zu dieser Schlussfolgerung komme ich, weil die derzeit größte Veränderung in meinem Leben die Umstellung auf zuckerarme Nahrungsmittel mit niedrigem glykämischem Wert besteht. Und die bewirkt ja einen durchschnittlich niedrigeren Insulinspiegel.«

Unser Arzt schwieg ungefähr drei Sekunden lang und sagte dann: »Stimmt, Sie haben Recht! Wenn Diabetiker an dem Punkt ankommen, an dem sie ihren Diabetes nicht mehr mit Tabletten, Diät und Sport unter Kontrolle halten können, muss Insulin gespritzt werden. Wir wissen, dass die erste und wichtigste Nebenwirkung dabei ein Anstieg des Cholesterins ist und dass die Typ-II-Diabetiker bei andauernder Insulingabe beginnen, dicker zu werden.«

Unser Arzt und Co-Autor erkannte sofort die häufig übersehene Verbindung zwischen Insulin und Cholesterin. Außerdem bestätigte unser Endokrinologe, dass seine Diabetes-Patienten erheblich höhere Werte beim Gesamtcholesterin und bei den Triglyzeriden aufweisen als die Durchschnittsbevölkerung.

Wir leben nun im 21. Jahrhundert, und kaum jemand schenkte bisher der Wechselwirkung von Insulin und Cholesterin die ihr gebührende Aufmerksamkeit. Doch langsam dringen die Erkenntnisse auch bei Experten durch. Freunde, Leser, Leserinnen und unzählige Patienten, die sich seit Jahren an das Zucker-Knacker-Ernährungskonzept halten, haben uns schon lange bestätigt, dass diese Form der Ernährung ihre Cholesterinwerte um durchschnittlich 15 Prozent gesenkt hat, ohne gezielt Sport zu treiben oder irgendwelche Tabletten zu nehmen. Wie konnten sie mehr Fett zu sich nehmen, während sich ihr Cholesterin, ihre Triglyzeride und ihr Gewicht senkten? Dies waren und sind die Auswirkungen einer geringeren durchschnittlichen Insulinmenge in ihrem Blut!

Schlank und gesund – alles ganz einfach zu erreichen?

Nun, in der Praxis ist es wirklich einfach, aber warum und wie es funktioniert zu erklären, gestaltet sich etwas komplizierter. Sobald Ihnen klar ist, warum der Zucker-Knacker-Lebensstil funktioniert, werden Sie auch begreifen, dass es sich nicht um eine weitere verrückte Modediät handelt, sondern um eine äußerst sinnvolle, gesunde Ernährungsform. Sie werden die Richtlinien genauer beachten und so den größtmöglichen Nutzen daraus ziehen. Beginnen Sie also nicht mit Ihrer neuen Art zu essen, ohne vorher alle Kapitel des Buches zu lesen. Erstens bringt Ihnen das selber viel Nutzen, denn erfahrungsgemäß liegt ein Schlüssel des Erfolgs auch im Verstehen der Dinge, die man tut. Und zweitens: Wollen Sie sich etwa den triumphalen Genuss entgehen lassen, den Menschen in Ihrer Umgebung zu erklären, was Ihre überflüssigen Pfunde vertrieben hat und warum Sie beschwingter, vitaler und gesünder Ihren Alltag meistern? Lernen Sie etwas über den Nutzen und die Freude, die Ihnen das Zucker-Knacker-Ernährungskonzept für den ganzen Rest Ihres Lebens bringen kann, wobei an erster Stelle ein längeres, gesünderes Leben stehen dürfte.

Wenn man über Körpergewicht spricht, stößt man unweigerlich auf das Wörtchen »Kalorien«. Doch Kalorien sind nicht das Zauberwort, wenn es ums Abnehmen oder Zunehmen geht. Der Begriff Kalorie wurde erstmals im 18. Jahrhundert von dem französischen Chemiker Antoine Laurent Lavoisier verwendet. Bald entwickelte sich eine Kalorientheorie, die den Zusammenhang zwischen Kalorien und Verlust sowie Zunahme des Körpergewichts scheinbar schlüssig erklärte. Später erwies sie sich als reichlich fehlerhaft, was jedoch unzählige Experten nicht daran hindert, unbeirrt bis zum heutigen Tag an dieser alten Theorie festzuhalten.

Seit Jahrzehnten plagen sich zahllose Menschen mit diesem überholten Abhängigkeitsprinzip »Kalorienzufuhr-Kalorienverbrennung«. Manche, die sich daran klammern, wissen es nicht besser, andere verschließen ihre Augen bewusst vor den Fakten. Schließlich lässt sich mit den Fettpölsterchen eine Menge Geld verdienen. Bedenkt man jedoch, wie viele Milliarden Euro für obskure Diäten, Appetitzügler und die Linderung der Folgen von Übergewicht ausgegeben werden, wundert man sich schon, warum sich eine logische, all diese Probleme vermeidende Ernährungsweise nicht mit Glanz und Gloria durchsetzt. Nun, die Antwort schillert in vielen Facetten. Auf der Hand liegt, dass alles, was mit Übergewicht zu tun hat, ganzen Industriezweigen traumhafte Gewinne beschert. Warum also sollte man eine Ernährungsweise in den Vordergrund schieben, die keine Profite bringt? Doch das soll nicht Ihre Sorge sein, sofern Sie diese Geldvernichtungsmaschinerie nicht selber eifrig füttern.

Eines bleibt Ihnen allerdings wahrscheinlich nicht erspart: Sie müssen all die Fehlinformationen, falschen Konzepte und lautstarken Werbesprüche, denen Sie jahrelang aufgesessen sind, überwinden.

Was veranlasst die Autoren dieses Buches, insbesondere

die drei Ärzte darunter, Sie ausführlich über etwas zu informieren, das Sie – wenn überhaupt – lediglich ein paar zusätzliche Euro bei Ihrem Lebensmittelhändler kosten wird? Nun, zum Glück zählen die drei zu den Ärzten, die ihren Beruf ausüben, um den Menschen tatsächlich zu helfen. Die Botschaft in diesem Buch kann daher Ihr Leben verlängern und Ihre Lebensqualität deutlich verbessern.

Was ist so falsch an vielen Diäten? Einige davon führen praktisch an den Rand des Verhungerns, wodurch dem Körper wichtige Proteine, Vitamine und Mineralstoffe nicht mehr in ausreichendem Maße zugeführt werden. Außerdem leidet man ständig Höllenqualen, weil man nicht die normale Menge an Nahrungsmitteln essen darf. Natürlich gibt es einen ganzen Industriezweig, der Ihnen für einen gewissen Preis alle eventuell benötigten Vitamine und Nahrungsergänzungsmittel zum Kauf anbietet. Aber haben Sie schon mal irgendeine Pille wirklich gern geschluckt? Warum essen Sie nicht einfach einen Teller voll mit Obst oder schmackhaftem Fleisch und Gemüse und nehmen dabei noch ab, anstatt irgendwelche Mittelchen zu schlucken?

Warum soll man Milliarden Euro pro Jahr nur für den Versuch einer Gewichtsreduzierung ausgeben? Welch eine Geldverschwendung! Warum investieren Sie nicht ein paar Euro mehr in Ihr Lebensmittelbudget und ersetzen jene Kohlenhydrate, die eine Insulinausschüttung am stärksten ankurbeln, durch andere, vollwertige Nahrungsmittel, die Sie fast alle im Supermarkt um die Ecke bekommen.

Glukagon – ein wertvoller Mitspieler

Wir haben bisher immer nur von den negativen Auswirkungen des Insulins geredet, nun lernen Sie den Nutzen eines seiner wichtigsten Mitspieler kennen: ein anderes Körperhormon, das Glukagon, das nach proteinreichen Mahlzeiten in stattlicher Menge von der Bauchspeicheldrüse in das Blut abgegeben wird. Glukagon fördert den Abbau von bereits angelagertem Fett. Das bedeutet: Wenn Sie zwischen den Mahlzeiten die Nahrungsmittelreserven für Ihren Energiebedarf verbrennen, sorgt ein hoher Glukagonspiegel dafür, dass diese Energie zum Beispiel aus dem Speckgürtel Ihrer Taille »gezogen« wird. Die Glukagonkurve auf der nachfolgenden Abbildung zeigt, dass der angestiegene Glukagonspiegel für relativ lange Zeit hoch bleibt, sodass das mobilisierte Fett weiterhin verbrannt werden kann.

Denken Sie bitte daran: Insulin behindert die Mobilisierung von bereits angelagertem Fett. Weil aber eine proteinreiche Mahlzeit nur wenig Insulin freisetzt, ist dieser »Anti-Fettverbrenner« nicht anwesend, und der hohe Glukagonspiegel hilft, gespeichertes Fett zu mobilisieren.

Die Glukagonkurve demonstriert auch, dass kohlenhydratreiche Mahlzeiten die Glukagonausschüttung unterdrücken. Dann ist der Mobilisierer des gespeicherten Fetts nicht anwesend, und das Hormon Insulin, das die Fettanlagerung fördert, kreist in erheblichen Mengen in unserem Blut. Und wir alle wissen ja, wo dieses Fett abgespeichert wird!

Noch ein paar gute Nachrichten für Ihre Gesundheit

Die Zucker-Knacker-Ernährungsweise bietet auch Linderung bei vielen der weit verbreiteten Magenleiden. Einem unserer Autoren gelang es, innerhalb von 13 Monaten auf ein Magenmittel (Alka Seltzer), das er bislang mindestens zweimal in der Woche nehmen musste, völlig zu verzichten. Zum ersten Mal seit 15 Jahren verspeiste er wieder Steaks, Lammkoteletts, Käse und Eier. Und eine wichtige Änderung nahm er außerdem vor. Er trank nicht mehr die verschiedenen alkoholischen Getränke, die er früher gern konsumierte, sondern beschränkte sich auf Rotwein.

Darf man im Rahmen der Zucker-Knacker-Ernährungsweise überhaupt noch Alkohol trinken? Diese Frage lässt sich nicht mit einem einfachen Ja oder Nein beantworten. Aber wie viele andere Mediziner meinen wir, dass – wenn man schon Alkohol trinkt – Rotwein den meisten Nutzen bringt. In mäßigen Mengen genossen, hilft er, das HDL (das »gute« Cholesterin) anzuheben. Die Bevölkerung in Ländern, in denen mehr Rotwein als andere Alkoholika getrunken wird, weist definitiv eine geringere Rate von Herz-Kreislauf-Erkrankungen auf. Wissenschaftler schreiben diesen nützlichen Effekt den im Rotwein enthaltenen Phenolen und Flavonoiden zu.

Eines ist sicher: Alkohol enthält reichlich Kalorien, womit er die Gewichtsabnahme nicht gerade fördert. Durch den einen oder anderen erträglichen Abstrich beim Essen kann man auch abnehmen, wenn man weiterhin Alkohol, zum Beispiel Rotwein, mäßig konsumiert.

Wie steht es mit Sport? Sportliche Aktivitäten bringen mit Sicherheit Pluspunkte für Ihre Fitness und Gesundheit, insbesondere wenn sie regelmäßig und maßvoll erfolgen. Allerdings erreichen Sie durch eine moderate sportliche Betätigung kaum eine Gewichtsabnahme, wenn Sie weiterhin Nahrungsmittel essen, die zu einem hohen Insulinspiegel im Blut führen.

Einer unserer Autoren, der vor einigen Jahren 20 Pfund abgenommen und dieses Gewicht gehalten hat, verdankt das als »Sportmuffel« sicherlich nicht irgendwelchen körperlichen Anstrengungen, aber genauso wenig einer kalorienreduzierten Ernährung. Er schaffte das allein mithilfe von zuckerarmen, ballaststoffreichen Nahrungsmitteln mit niedrigem glykämischem Index.

Wir präsentieren ihn aber hier keineswegs als optimales Vorbild, denn auch wir sind von dem Nutzen und der Nützlichkeit sportlicher Aktivitäten überzeugt. Kombiniert mit der von uns empfohlenen Ernährungsweise hilft körperliche Bewegung ohne Zweifel, Körpergewicht und Gesundheit im Griff zu behalten.

Wenn Sie Marathonläufer oder Fitnessfanatiker sind, eignet sich unser Ernährungskonzept nicht so gut für Sie. Starke körperliche Anstrengungen erfordern Nahrungsmittel, die große Mengen Glukose erzeugen, damit Ihr »Motor« gespeist wird. Allerdings zeigen Studien, dass Nahrungsmittel mit niedrigem glykämischem Index Ausdauer und Durchhaltevermögen ausgezeichnet fördern.

Reagiert eigentlich der Körper aller Menschen in gleicher Weise auf eine identische Mahlzeit, und verarbeitet jeder das Essen auf die gleiche Weise? Nein, da gibt es ziemlich große Unterschiede. Warum das so ist und was Sie tun können, um die Reaktion Ihres eigenen Körpers auf verschiedene Nahrungsmittel und -kombinationen günstig zu beeinflussen, erfahren Sie in diesem Buch.

Vielen Frauen fällt es schwerer abzunehmen als Männern. Dies lässt sich teilweise mit der Stoffwechselrate erklären, denn sie liegt beim weiblichen Körper etwa 10 Prozent niedriger als beim männlichen und passt sich je nach Alter an. Hormonelle Einflüsse vor und nach der Menopause können ebenfalls für die Schwierigkeiten bei der Gewichtsabnahme verantwortlich sein. Hormontherapien in Form von Antibabypillen oder Progesteronpräparaten können dieses Problem verschärfen. Kapitel 16 (»Warum Frauen schwerer abnehmen«) beschäftigt sich näher mit den Problemen, die einige Frauen bei der Gewichtsabnahme aufgrund von Hormoneinnahmen haben.

Die Gewichtsabnahme bremsen können auch einige der

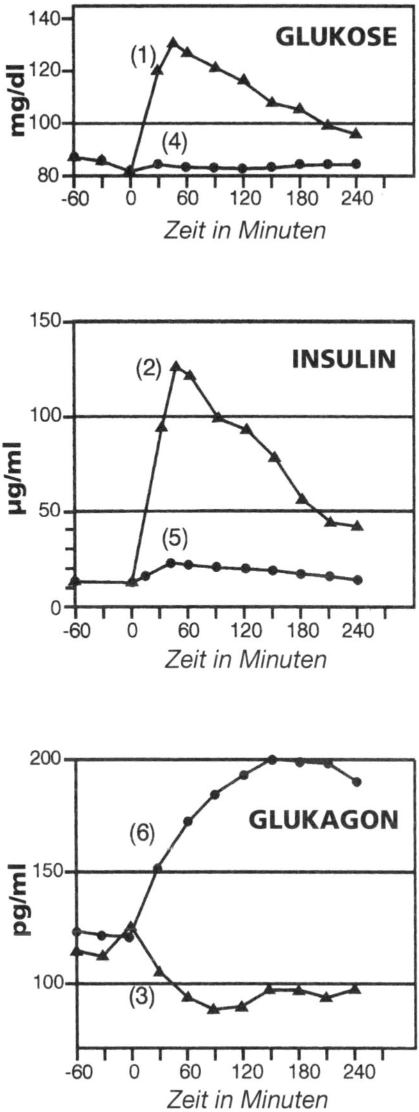

▲ kohlenhydratreiche Mahlzeit
● proteinreiche Mahlzeit

Die Grafiken zeigen: Nach einer kohlenhydratreichen Mahlzeit steigen die Glukosewerte rapide an (1) und die Insulinausschüttung wird stimuliert (2). Dadurch wird der Verbrauch von Glukose gefördert, aber dem Körper auch signalisiert, Fett anzulagern, und die Mobilisierung bereits angelagerter Fettreserven wird verhindert. Die Glukagonausschüttung wird durch den hohen Glukosespiegel verhindert (3). Eine proteinreiche Mahlzeit verursacht nur einen minimalen Anstieg des Glukosewerts im Blut (4) und somit auch nur einen sehr geringen Anstieg des Insulins (5), aber einen deutlichen Anstieg des Glukagonspiegels (6). Glukagon fördert die Mobilisierung von bereits angelagertem Fett. Quelle: Wilson/Foster (1992), bearbeitet.

gängigen, frei verkäuflichen Entwässerungsmittel, weil sie mitunter den Appetit verstärken und andere Nebenwirkungen haben können, die eine Gewichtszunahme fördern. Beachten Sie jedoch bitte generell: Setzen Sie niemals ein Medikament, das der Behandlung irgendeiner Gesundheitsstörung dient, ohne Rücksprache mit Ihrem Arzt ab!

Schauen Sie sich auch jene Mittel gut an, die als »Fat Burner« (Fettverbrenner) und Appetitzügler heutzutage reißenden Absatz finden. Nach neuesten Erkenntnissen enthalten viele Ephedra (auch Meerträubel, Mexikanischer Tee, Bringham- oder Mormonentee genannt). Dieses Kraut kann Herzrhythmusstörungen, hohen Blutdruck, Krampfanfälle, Herzinfarkt und sogar den Tod hervorrufen. In Deutschland und einigen anderen EU-Ländern sind ephedrahaltige Produkte – im Vorfeld streng kontrollierte – apothekenpflichtige Arzneimittel.

Wir möchten Sie vor derartigen Mitteln warnen, zumal wir etwas Besseres anzubieten haben:

das Zucker-Knacker-Ernährungskonzept.

2

Der glykämische Index

Der glykämische Index (GI) ist eine Maßeinheit, die angibt, wie weit und wie schnell eine bestimmte Menge eines kohlenhydrathaltigen Lebensmittels den Blutzucker über den Normalwert anhebt und wie lange es dauert, bis er wieder sinkt. Basis der Berechnung ist das Verhältnis zum Anstieg beziehungsweise Absinken des Blutzuckers bei Zuführung von reiner Glukose (natürlich ebenfalls unter Berücksichtigung der gleichen Kohlenhydratmenge und des Zeitfaktors). Der glukosebedingte Anstieg wurde gleich 100 gesetzt. Hat ein Lebensmittel einen GI von 50, bedeutet dies also, dass der Blutzuckeranstieg nur die Hälfte des Anstiegs der Glukose ausmacht. Demzufolge fällt die Insulinausschüttung auch geringer aus. Glukose (GI 100) dagegen lässt den Blutzuckerspiegel innerhalb kurzer Zeit stark ansteigen, dem Körper bleibt dann nichts anderes übrig, als mit einer hohen Insulinausschüttung zu reagieren.

Fakten, die für den glykämischen Index sprechen

Hier zunächst einige andere Fakten, die man kennen muss: Der glykämische Index ist eine ausgezeichnete Richtschnur, um den Effekt eines Lebensmittels auf den Anstieg des Blutzuckerspiegels und die Insulinausschüttung, die notwendig ist, um den Blutzucker wieder auf den Normalwert zu bringen, zu beurteilen. Schwankungen des glykämischen Indexes eines Lebensmittels ergeben sich zum Beispiel bei Obst durch seine Reife, das heißt, zum Beispiel eine reife Banane hat einen höheren GI als ein halbreife, weil die eine mehr, die andere weniger Zucker enthält. Auch ist die Reaktion auf Nahrungsmittel von Mensch zu Mensch verschieden. All dies ändert jedoch nichts an dem Prinzip und an dem Nutzen, den es bringt, wenn man auf den glykämischen Index der Nahrung achtet. Studien in den USA und neuerdings auch in Deutschland rücken die große Bedeutung des GI immer beweiskräftiger in den Vordergrund.

Wir meinen, dass beim glykämischen Index die Partikelgröße und die Form, in der ein Kohlenhydrat von Natur aus auftritt, eine entscheidende Rolle spielen. Geschrotetes Getreide hat einen geringeren glykämischen Index als grob gemahlenes Mehl, das wiederum einen geringeren glykämischen Index als fein gemahlenes Mehl besitzt. Den geringsten glykämischen Index findet man bei ganzen Körnern (Heator et al., 1988). Die nachfolgende Abbildung zeigt dies sehr deutlich.

Es ist nicht überraschend, dass ganze Körner oder geschrotetes Getreide zu den Lebensmitteln mit dem niedrigsten glykämischen Index zählen. Vergleicht man Hafer als ganzes Korn mit gewalztem oder fein gemahlenem (Hafermehl), dann haben die ganzen Haferkörner den niedrigsten glykämischen Index.

Die Partikelgröße hat also einen entscheidenden Einfluss auf den glykämischen Index, und die Untersuchungen zeigen, dass auch die Form der Kohlenhydrate zu unterschiedlichen glykämischen Indizes beiträgt. Wenn beispielsweise Stärke gekocht wird, geliert sie. Durch die Hitze und das Wasser, das während des Kochens aufgenommen wird, schwellen die Partikel oder Körnchen an. Es kommt zum Bruch des Körnchens, und die einzelnen Stärkemoleküle

hier zwei Aussagen angeführt, die gewiss viele Fachleute ohne Widerspruch unterschreiben werden.

- Die Ernährungswissenschaftlerin Dr. Susan Roberts (Tufts University) sagt: »Ich bin überzeugt davon, dass Lebensmittel mit einem niedrigen glykämischen Index helfen, das Körpergewicht zu reduzieren.«
- Die Wissenschaftlerin Dr. Christine Pelkman (Pennsylvania State University), die intensiv mit der GI-Forschung beschäftigt ist, erklärt: »Wir erkennen immer deutlicher, dass die Art der Kohlenhydrate einen entscheidenden Einfluss auf die Gesundheit hat und dass der glykämische Index hilft, die richtigen Kohlenhydrate für die tägliche Nahrung auszuwählen.«

Anmerkung der Redaktion: Auch im deutschsprachigen Raum haben Forscher, Ernährungsmediziner und Ernährungsberater den glykämischen Index im Visier, zum Beispiel im Deutschen Institut für Ernährungsforschung Potsdam-Rehbrücke oder am Universitätsklinikum Benjamin Franklin, Berlin. Und dies nicht nur in Bezug auf Übergewicht, sondern auch im Hinblick auf die Behandlung von Diabetes.

Also weg mit dem Zucker?

Kritiker haben uns vorgeworfen, wir würden Zucker generell als Gift verteufeln. Was so – in Bausch und Bogen – natürlich nicht stimmt.

Wir sagen: Achten Sie auf Ihren Konsum von raffiniertem Zucker (auch schlicht Haushaltszucker genannt). Er enthält weder Vitamine noch Mineral- oder Ballaststoffe, sondern nur »leere« Kalorien.

Wir sagen aber auch: Starren Sie nicht verkrampft auf den Zucker, den Sie mit kohlenhydrathaltigen Nahrungsmitteln aufnehmen. Er liefert Ihnen schließlich Ihre Energie. Seien Sie sich jedoch des grundlegenden Problems sehr bewusst: Gerichte mit Zutaten, die einen hohen glykämischen Index haben, führen Ihrem Körper so viel Zucker beziehungsweise Energie zu, dass ein Überschuss entsteht und Ihrem Stoffwechselsystem nichts anderes übrig bleibt, als dieses Zuviel in Fett umzuwandeln und abzuspeichern. Wenn Ihnen wieder einmal beim Gedanken an eine gebackene Kartoffel das Wasser im Mund zusammenläuft, bedenken Sie bitte Folgendes: Eine gebackene Kartoffel (GI 95) mit einem Gewicht von rund 220 Gramm entspricht 118 Gramm oder etwa 30 Teelöffel Haushaltszucker (GI 65) – welch ein Potenzial im Hinblick auf den damit verbundenen blutzuckerstimulierenden Effekt. Essen Sie dagegen eine große Portion Linsen (GI 28), entspricht die Wirkung auf den Blutzuckeranstieg lediglich rund 4 Teelöffeln Haushaltszucker. Fällt Ihnen da die Entscheidung noch schwer? Und Sie werden sehen: Der süße Geschmack wird nicht aus Ihrem Speiseplan verbannt!

Der glykämische Index wichtiger Nahrungsmittel

Die Werte, die Sie nachfolgend finden, sind aus mehreren glykämischen Studien zusammengestellt worden. Einige Zahlen sind gerundet. Die Produkte sind jeweils nach der Höhe des glykämischen Indexes geordnet.

Getreide, Brot und Frühstücksflocken

Es ist schwierig, Frühstücksflocken oder Müslis zu finden, denen nicht eine oder gleich mehrere Zuckerarten hinzugefügt wurden. Manche sind sogar vollkommen mit Zucker überzogen. Lesen Sie also die Zutatenliste sorgfältig, um genau zu wissen, was Sie zum Start in den Tag zu sich nehmen.

Beim Brot raten wir Ihnen zu Sorten, die noch möglichst viele ganze oder geschrotete Körner enthalten. Je höher der Anteil (50 Prozent oder mehr), desto besser. In vielen Bäckereien gibt es Brot mit 100 Prozent Vollkorn.

Ein anderes Problem beim Brot ist die Anreicherung; dies bedeutet normalerweise, dass das Korn von vornherein so

Getreide und Getreideprodukte

GI HOCH		**GI MITTEL**	
Weißbrot	75–95	Pita-Brot (normal)	55
Baguette	75	Roggenbrot (Sauerteig)	55
Cornflakes	90	Wildreis	55
Instant-Reis	90	brauner Reis (Naturreis)	55
Reiskuchen	80–90	Hafermehl	55
Reis-Crispies	80	Müsli ohne Zuckerzusatz	55
Mais	75	Vollkorn-Pumpernickel	50
Mais-Chips	75	Brot aus geschrotetem Weizen	50
Grahamkräcker	75	Vollkornreis	50
normale Kräcker	75	Brot aus Hafer und Kleie	50
weiße Brötchen	75	Biskuitkuchen	45
Getreide (unzerkleinert)	75	Pita-Brot (steingemahlen)	45
Weizen (geschält)	75	Weizen	45
Frühstücksflocken aus Weizen	75	Gerste	45
Croissant	70	Vollkornpasta	45
weißer Reis	70	Spaghetti aus Vollkornmehl	40
Hirse	70		
Pasta (normale)	65	**GI NIEDRIG**	
Couscous	60	Roggen	35
Basmati-Reis	60		
Spaghetti (weiße)	60		
Maismehl	60		

stark bearbeitet wurde, dass sogar Vitamine und Mineralstoffe verschwunden sind und wieder ersetzt (angereichert) werden mussten. Manchmal enthalten die Etiketten alle Informationen, die man braucht, aber in vielen Fällen ist das leider nicht so.

Als Faustregel gilt: Wählen Sie nur Getreideprodukte, die wenig oder gar keine Zuckerzusätze und den höchsten Ballaststoff- oder Kleiegehalt aufweisen. Achten Sie nach Möglichkeit auch darauf, dass das Getreide möglichst wenig bearbeitet worden ist. Vermeiden Sie außerdem Produkte auf Maisbasis. Bei Pasta sind Vollkornnudeln aus steingemahlenem Getreide das Beste.

Gemüse

Die meisten Gemüsesorten liefern viel von den natürlichen Kohlenhydraten, die wir auf jeden Fall in unsere tägliche Ernährung einbeziehen müssen. Einige allerdings stimulieren eine erhöhte Insulinausschüttung und sollten deswegen gemieden werden. Eine ausführliche Liste mit empfehlenswerten Gemüsesorten finden Sie in Kapitel 11 (»Das sollten Sie essen«).

Gemüse

GI HOCH		Möhren*	85
Gebackene Kartoffel	95	Pommes frites	80
Kartoffelbrei	95	Rüben	75
Pastinake	95	Zuckermais	60

* Die Kohlenhydrate in den Möhren haben einen hohen glykämischen Index; da ihr Anteil jedoch nur 7 Prozent beträgt, bildet der Verzehr von mäßigen Mengen kein Problem.

GI MITTEL		Grüne Bohnen	40
Süßkartoffeln	55	Kichererbsen	35
Yam (stärkereiche Wurzelknolle)	50	Lima-Bohnen	30
		Schwarze Bohnen	30
Grüne Erbsen	45	Butterbohnen	30
Augenbohnen	40	Kidney-Bohnen	30
		Linsen	30
		Sojabohnen	15
GI NIEDRIG		Grünes Blattgemüse (siehe Überblick auf Seite 145)	0-15
Getrocknete Bohnen	30-40		
Pinto-Bohnen	40		

Obst

Früchte sind gute Zuckerlieferanten, da sie generell eine mittlere bis geringe Insulinstimulierung aufweisen und außerdem die Vitamine liefern, die für eine gute Gesundheit so wichtig sind. Früchte werden von unserem Verdauungssystem am besten verarbeitet, wenn sie separat, also nicht gemeinsam mit anderen Nahrungsmitteln verzehrt werden.

Der reine Obstsaft ist hier nicht bei allen Früchten aufgeführt, er hat meistens einen etwas höheren glykämischen Index als die ganze Frucht.

Nicht vergessen: Wenn Sie Fruchtsäfte kaufen, achten Sie bitte auf die Inhaltsstoffe, denn häufig enthalten die Säfte erhebliche Zuckerzusätze, die natürlich den glykämischen Index steigern!

Obst

GI HOCH		**GI MITTEL**	
Wassermelone	70	Orangensaft aus Konzentrat, ohne Zuckerzusatz	55
Ananas	65	Mango	50
Rosinen	65	Kiwi	50
reife Bananen	60		

Weintrauben	50	Orangen	40
Kochbananen	45		
Birnen	45		
Orangensaft, frisch gepresst	45	**GI NIEDRIG**	
		Aprikosen, getrocknet	30
Bananen, unreif	45	Grapefruit	25
Pfirsiche	40	Kirschen	25
Pflaumen	40	Tomaten	15
Äpfel	40	Aprikosen, frisch	10

Milchprodukte

Auch Milchprodukte liefern viele der Vitamine, die man für eine gute Gesundheit benötigt. Außerdem weisen alle Milchprodukte, außer denen mit Zuckerzusatz, eine mittlere bis geringe Insulinstimulierung auf. Aber achten Sie darauf, dass Sie durch die Milchprodukte nicht zu viel Fett konsumieren.

Milchprodukte

GI HOCH		Vollmilch	>30
Eiscreme	60	entrahmte Milch	<30
GI MITTEL		Naturjoghurt ohne Zucker	15
Fruchtjoghurt	35		

Verschiedenes, was gern gegessen wird

GI HOCH		Honig	75
Maltose (Malzzucker, im Bier)	105	Popcorn	55
Glukose	100		
Brezel	80	**GI NIEDRIG**	
raffinierter Zucker (Haushaltszucker)	75	Nüsse	15-30
		Erdnüsse	15

3

Kurze Geschichte des raffinierten Zuckers

In all den Jahrmillionen, in denen unser Verdauungssystem sich entwickelt hat, gab es auf der ganzen Welt weder raffinierten Zucker noch Nahrungsmittel, die durch Menschenhand – sprich: industrielle Verarbeitung und Bearbeitung – in hochglykämisches Essen verwandelt wurden. Und die Menschheit ist nicht ausgestorben, obwohl unsere Vorfahren unter äußerst harten Bedingungen lebten, die ihrem Körper jede Menge Energie abverlangten.

Unsere Vorfahren und ihre »zuckerlose« Nahrung

Etwas Honig für wenige, ja, das gab es damals, auch ein paar Bissen Zuckerrohr für einige. Zucker in konzentrierter Form (oder gar raffinierter Zucker) stand jedoch den meisten Bewohnern unserer Welt nicht zur Verfügung – nicht in all den Hunderttausenden oder Millionen von Jahren.

Diese frühzeitlichen Erdbewohner kannten auch nicht den Luxus, eine Kombination aus vielen verschiedenen Nahrungsmitteln zu verspeisen. Sie aßen so, wie heute noch alle Tiere fressen (es sei denn, wir zwingen unseren Haustieren etwas anderes auf): Nur eine Sache auf einmal, immer in unbearbeiteter Form. Sie haben niemals diese Kohlenhydrate zu sich genommen, die unserem Körper eine hohe Insulinausschüttung abverlangen und die wir uns täglich in stattlichen Mengen zumuten, zum Beispiel Weißbrot, weißer Reis, Kartoffeln, raffiniertes Mehl, raffinierter Zucker, hybridisierte Gemüse und Früchte oder Getränke, die mehr Zucker als Fruchtsaft enthalten, von Cola-Getränken und Ähnlichem ganz zu schweigen.

All das kannten unsere Vorfahren nicht. Über eine unendlich lange Zeit verzehrten sie nur Nahrungsmittel mit einem niedrigen glykämischen Index. Ihre Bauchspeicheldrüse ist wahrscheinlich *an* keinem *Tag* in ihrem ganzen *Leben* genötigt worden, so viel Insulin auszuschütten, wie dieses Organ es in einem modernen Erwachsenenleben fast jeden Tag tun muss.

Zucker auf dem Vormarsch

Das nachfolgende Diagramm veranschaulicht, wie sich über die letzten 15 Jahrhunderte der Konsum des raffinierten Zuckers von null auf einen enorm hohen Durchschnittsverbrauch entwickelt hat. Die Zahlen, die das amerikanische Landwirtschaftsministerium ermittelt hat, sehen in Europa nicht sehr viel anders aus.

Neben dem Zuckerverbrauch muss man auch noch berücksichtigen, wie viel mehr Glukose durch die Kohlenhydrate- und Stärkekombinationen unserer »ausgewogenen Ernährungsweise« erzeugt wird, die in dieser vergleichenden Statistik überhaupt nicht auftaucht!

Raffinierten Zucker gibt es erst seit einem vergleichsweise kurzen Augenblick in der evolutionären Entwicklung des menschlichen Verdauungssystems. Raffinierter Zucker und raffiniertes Mehl sind aus Sicht der Evolution also »nagel-

Jahresgesamtverbrauch
an raffiniertem Zucker pro Person

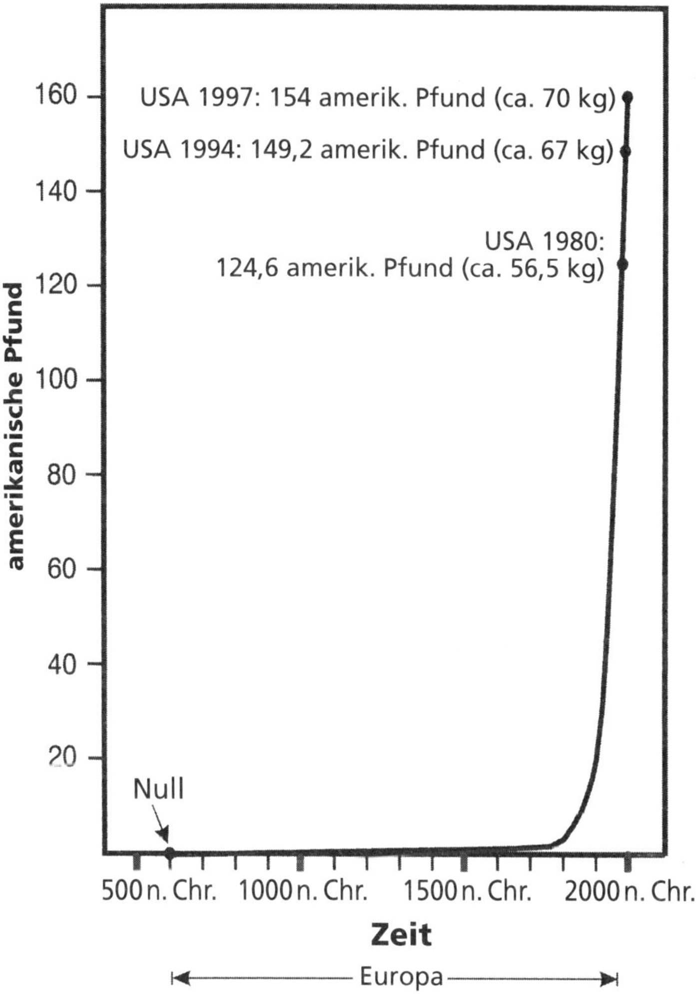

Quelle: Amerikanisches Landwirtschaftsministerium

neue« Nahrungsmittel. Muss man sich da über den Anstieg von Erkrankungen an Diabetes und gestörter Glukoseverträglichkeit wundern? Wahrscheinlich überfordern wir einfach permanent unsere Bauchspeicheldrüse, die nicht für die Produktion der Insulinmengen, die unsere moderne Ernährungsweise ihr abverlangt, geschaffen ist.

Bis 500 nach Christus gab es nirgendwo auf der Welt raffinierten Zucker. In den alten heiligen Büchern der Weltreligionen steht kein Wort über Zucker – nur über Honig. Hätten die frühen Schreiber und Historiker Zucker gekannt, gäbe es ganz bestimmt jede Menge Hinweise darauf. Alle Gesellschaften, die mit raffiniertem Zucker in Kontakt kamen, wurden sofort abhängig von seinem Wohlgeschmack und leider auch von seinen negativen Einflüssen. Und die schreibende Zunft berichtete eifrig darüber.

Ähnlich verhält es sich mit drei anderen hochglykämischen Produkten, die unsere Vorfahren nicht kannten: Die in Südamerika beheimatete Kartoffel gelangte erst 1537 nach Europa. Mit weißem Reis kam die westliche Gesellschaft erst etwa um 600 nach Christus in Kontakt. Und Weißbrot tauchte nicht vor der Erfindung der mit Stahlwalzen betriebenen Mühlen auf, so um 1875. Weder Kartoffeln noch Reis sind in der Bibel erwähnt.

1647 hat der Arzt Thomas Willis seine Beobachtungen über Diabetes und einige negative Auswirkungen des Zuckers aufgeschrieben. Über Letzteres hat kaum jemand berichtet. Im frühen 20. Jahrhundert unternommene Versuche, die Welt auf die Gefahren dieses »raffinierten Stoffes« aufmerksam zu machen, zeigten nur eine sehr geringe Wirkung. 1976 schrieb William Dufty den »Sugar Blues«, inspiriert vom Schicksal der verstorbenen berühmten Schauspielerin Gloria Swanson, deren Körper und Geist unter den negativen Auswirkungen des Zuckers sehr gelitten hatte. Und nachdem sie vollkommen auf raffinierten Zucker verzichtete, bekam sie schwere Depressionen.

William Dufty fasst die Beobachtungen früherer Autoren zum Thema Zucker zusammen und berichtet auch über die nachhaltigen negativen Auswirkungen des Zuckers auf die Kampfkraft früherer Armeen und sogar auf die Gesundheit ganzer Nationen, in denen der Zucker nach und nach eingeführt wurde. Seine Forschung bietet starke (und logische) Argumente dafür, dass Diabetes und andere Krankheiten deutlich zunehmen, sobald der Konsum von raffiniertem Zucker ansteigt.

Warum hat man die Erkenntnisse oder Beobachtungen der frühen Ärzte und Anti-Zucker-Verfechter nie konkret aufgegriffen und weiter verfolgt? Verhindert haben dies wohl die Macht der Zuckerlobby und die immense wirtschaftliche Bedeutung des Zuckerhandels. Sogar der Sklaverei gaben diese beiden Faktoren Auftrieb. Die Pro-Zuckerlobby – bestehend aus Zuckerbauern, Cola-Produzenten und Fertiggerichte-Herstellern – gepaart mit einer gigantischen Werbemaschinerie bringt selbst mutige Gegner zum Schweigen. Wer möchte schon lauthals propagieren, dass die Leute weniger oder gar keinen Zucker essen sollen? Unsere Politiker bestimmt nicht, geschweige denn jene, die damit viel Geld verdienen.

Darf man denn nicht für das eigene Produkt eintreten? Doch, aber niemand sollte die ernsten Nebenwirkungen, die im Zusammenhang mit dem übermäßigen Konsum des Produkts auftreten, herunterspielen. Im Fall des raffinierten Zuckers zählt zu den negativen Begleiterscheinungen das verstärkte Auftreten einer sehr schweren Krankheit: dem Diabetes, der mit der Zeit viele Organe unseres Körpers massiv schädigen kann.

Das Hauptproblem der gesellschaftlichen Ignoranz gegenüber den schädlichen Auswirkungen des Zuckers liegt wahrscheinlich in unserer Veranlagung, alles zu ignorieren, was wir nicht wissen wollen.

Es gab genügend frühe Warnungen vor den möglichen gesundheitlichen Beeinträchtigungen durch raffinierten Zucker, sodass sie sich auf die effektivste kommunikative Weise – per Mundpropaganda – hätten verbreiten können. Das funktionierte jedoch nicht. Demzufolge wollten die Leute diese Botschaft ganz einfach nicht hören. Wie Alkoholiker abhängig vom Alkohol sind, scheint die Menschheit geradezu süchtig nach Zucker zu sein. Warnungen werden rundheraus abgeschmettert: »Erzähl mir jetzt bloß nicht, dass auch Zucker schädlich ist!«

Uns als Autoren, die versuchen, den Hintergrund des zweiten Teils dieser Aussage den Menschen nahe zu bringen, ermutigen die Verkaufszahlen unserer Bücher. Da kommen schon eine ganze Menge Menschen zusammen, die sich der letztlich einfachen Erklärung, wie und warum ihr Zuckerkonsum sie dick (und krank) macht, geöffnet haben.

Verkürzt Zucker unser Leben?

Diese provokative Frage lässt sich nicht in einem Satz beantworten. Betrachten wir zunächst einmal unsere durchschnittliche Lebenserwartung. Da gibt es einige interessante Informationen, die Sie vielleicht überraschen werden. Statistiken besagen, dass die durchschnittliche Lebenserwartung des Menschen während des letzten Jahrhunderts um 50 Prozent gestiegen ist. Das stimmt. Genau genommen ist dieser Anstieg allerdings fast ausschließlich auf einen enormen Rückgang der Säuglings- und Kleinkindersterblichkeit zurückzuführen. Lässt man diesen Faktor außer Acht, ergibt sich folgende Rechnung: Amerikanische Männer mittleren Alters (um die fünfzig) leben heutzutage nur 18 Monate länger als im Jahr 1900 – trotz aller Grippeimpfungen, allen Penicillins gegen Lungenentzündung, aller Antibiotika, verbesserter chirurgischer Techniken sowie der Früherkennungstechnologie, Transplantationsmöglichkeiten und all den anderen zahlreichen lebenserhaltenden Möglichkeiten. Selbst wenn man derartige Statistiken als zu wenig differenziert nur mit spitzen Fingern anfasst, geben sie einem zu denken. Betrachten wir deshalb noch einen anderen Aspekt.

Der hoch entwickelten medizinischen Versorgung steht der Ernährungssektor in nichts nach. Wir verfügen über gut funktionierende Kühlungen, nahtlose Kühlketten und verbesserte Verpackungstechniken, sodass wir fast alle Nahrungsmittelvarianten das ganze Jahr über zu uns nehmen können. Und es gibt kaum einen Supermarkt, in dem Sie nicht Regale voller Vitamine, Mineralstoffe und anderer Nahrungsergänzungsmittel finden. Nicht zuletzt: An Informationen über Vorbeugemaßnahmen jeder Art fehlt es uns ja auch nicht.

Warum also leben wir nicht alle wesentlich länger und vor allem gesünder – und sind nicht schlanker? Wir glauben, der Hauptgrund liegt in der massiven Produktion und dem hohen Konsum von bearbeiteten Lebensmitteln, insbesondere unter Verwendung von raffiniertem Zucker. Dies hat der gesamten Bevölkerung genau das angetan, was es den verhältnismäßig wenigen Adligen schon in den letzten Jahrhunderten angetan hat. Brot aus raffiniertem Mehl anstelle von Vollkornbrot für die Privilegierten und der zusätzliche Konsum großer Mengen Zucker und Honig haben sehr schnell ihren Tribut gefordert: Die Adligen wurden fett, bekamen Gicht und schließlich Diabetes.

Nur weil uns alle Nahrungsmittel ohne Einschränkung

zur Verfügung stehen, heißt das noch lange nicht, dass wir besser oder auch nur genauso gut wie die meisten unserer frühzeitlichen Vorfahren essen, die sich noch so ernährten, wie es ihrem Verdauungssystem entsprach. Wir meinen in der Tat, dass sich die Lebensqualität unseres Daseins – trotz der medizinischen Wunder – im Durchschnitt verschlechtert hat. Die wundervollen medizinischen Errungenschaften sind von dem immensen Anstieg des Konsums von Zucker sowie der hochglykämischen und ballaststoffarmen Nahrungsmittel wieder zunichte gemacht worden.

Betrachtet man sich die Zunahme bei den Krankheiten, die durch unseren stark gestiegenen Konsum von raffiniertem Zucker und bestimmten anderen Kohlenhydraten verursacht werden, dann müssten wir diesen Zucker konsequenterweise in die Liste der Dinge aufnehmen, die mit dem Hinweis »... gefährdet Ihre Gesundheit« gekennzeichnet sind. Der Genuss von übermäßig viel Zucker könnte die Hauptschuld an der geringeren Lebensqualität und einem vorzeitigen Tod tragen. Es gibt mit Sicherheit genügend Beweise, die diese Schlussfolgerung nahe legen.

Sollte sich die Botschaft »Zucker macht krank« tatsächlich noch nicht herumgesprochen haben, warum glauben wir, dass ein weiteres Buch irgendetwas ändern könnte? Zu viel Insulin bringt die Menschen vorzeitig ins Grab, und auch jene, die ein höheres Alter erreichen, leiden häufig unter einer stark reduzierten Lebensqualität, weil ihr Insulinhaushalt nicht einwandfrei funktioniert. Die große Bedeutung des Insulins hat in der Ernährungswissenschaft, -medizin und -beratung noch lange nicht den Stellenwert gefunden, der diesem Hormon gebührt – ja, unserer Gesundheit zuliebe gebühren muss. Und deshalb lohnt es sich, immer und immer wieder den Zusammenhang zwischen Insulin, Ernährung und Gesundheit zu beschreiben und ausführlich zu erklären.

Sie halten dieses Buch über unser Zucker-Knacker-Ernährungskonzept in der Hand. Damit gehören Sie zu jenen, die von einer zuckerarmen Ernährung sofort profitieren können. Nehmen Sie das alte Sprichwort beim Schopf: »Heute ist der erste Tag vom Rest deines Lebens.« Denken Sie darüber nach!

Immerhin sind die Grundprinzipien unseres Ernährungskonzeptes seit Äonen vom menschlichen Verdauungssystem in der Praxis getestet worden. Der Zucker-Knacker-Lebensstil ist anders als die vielen Diäten, Gesundheitskonzepte, Vitamin- und Nahrungsmittelergänzungen, die den Himmel versprechen, aber nicht gerade selten langfristig die Hölle bringen. Vieles erweist sich nur allzu oft nach wenigen Jahren Forschung als falsch oder unwirksam. Aber jedes Mal, wenn so eine neue Verheißung mit entsprechendem Medienecho veröffentlicht wird, verdient jemand oder ein ganzer Industriezweig eine Menge Geld an den damit verbundenen Verkäufen. Im Gegensatz dazu kostet es so gut wie gar nichts, den Prinzipien des Zucker-Knacker-Ernährungskonzeptes zu folgen.

4

Ein bisschen zu dick oder Übergewicht?

Können Sie diese Frage für sich und Ihre Kinder beantworten? Gewiss nicht immer, sofern das äußere Erscheinungsbild nicht eine eindeutige Sprache spricht. Über die Einschätzung, was ein bisschen zu dick und echtes Übergewicht oder die Tendenz dazu ist, herrscht zum Teil wenig Einigkeit. Ein junges Mädchen, das einem superschlanken Idol »nachhungert«, sieht das anders als eine erwachsene Frau in mittleren Jahren. Und das hat – mit Abgrenzung gegen Extremes – auch etwas für sich. Darauf kommen wir noch zu sprechen. An dieser Stelle weisen wir Sie erst einmal auf ein standardisiertes Werkzeug hin, das sowohl bei Erwachsenen als auch bei Kindern eine aussagekräftige Auskunft gibt: den Body Mass Index, kurz BMI genannt.

Wie funktioniert der BMI bei Erwachsenen?

Der Body Mass Index bezieht sich auf die Menge des Körperfetts und berücksichtigt bei der Berechnung das Verhältnis zwischen Gewicht und Größe eines Menschen.

Die Berechnungsformel ist einfach und lässt sich mit jedem Taschenrechner praktizieren: Körpergewicht in Kilogramm wird geteilt durch Körpergröße in Metern im Quadrat. Doch schwierig? Ein Beispiel macht es deutlicher:

- Sie wiegen 70 Kilogramm und sind 1,70 Meter groß.
- Errechnen Sie zuerst die Körpergröße im Quadrat, also $1{,}70^2$: 1,70 x 1,70 = 2,89.
- Nun teilen Sie 70 : 2,89 = 24,22 – das ist Ihr BMI.

Die zweite Zahl nach dem Komma dürfen Sie ab- oder aufrunden, hier also auf 24,2.

Als Formel sehen die Zahlen so aus:

$$\frac{70}{1{,}70^2} = 24{,}2 \text{ BMI}$$

Bei Erwachsenen ist die Beurteilung einfach:

- Ein BMI von 25 oder über 25 deutet auf Übergewicht hin.
- Bei einem BMI von 30 oder über 30 liegt eindeutig Übergewicht vor, wobei man dann von Fettleibigkeit spricht (auch Adipositas genannt).
- Wer es sich einfach machen will, nutzt einen der BMI-Rechner im Internet, wo auf einigen Websites dieser Service angeboten und zum Teil auch kommentiert wird (in die Suchmaschine »BMI-Rechner« eingeben).

Der BMI liefert Ihnen zuverlässige Anhaltspunkte, die Ihnen signalisieren, ob Sie »nur« ein bisschen zu dick sind oder ob die Tendenz schon bedrohlich zum gesundheitsgefährdenden Übergewicht, sprich zur Fettleibigkeit, hingeht. Auf jeden Fall bietet Ihnen die Zucker-Knacker-Ernährungsweise einen leicht gangbaren Weg an, auf ein normales, gesundes Körpergewicht zu kommen und/oder es dauerhaft zu halten.

Wie funktioniert der BMI bei Kindern?

Bei Kindern können Sie den BMI auf die gleiche Weise errechnen. Da sich ihre Größe und ihr Gewicht noch ständig ändern, ergibt sich natürlich immer wieder ein anderer BMI. Ein zusätzliches und aussagekräftigeres Hilfsmittel sind daher die beiden folgenden Diagramme, eines für Mädchen und eines für Jungen jeweils im Alter von 2 bis 20 Jahren, die den BMI durch eine prozentuale Vergleichszahl, die das Alter (inklusive des durchschnittlichen Entwicklungsstandes) berücksichtigt, ergänzen.

Body Mass Index auf das Alter des Kindes bezogen

Gehen Sie so vor (siehe Diagramme Seite 55 und 56):

- Sie errechnen den BMI und suchen dem Alter entsprechend den Schnittpunkt auf der Kurve, an deren Ende jeweils eine Prozentzahl steht.
- Liegt dieser Punkt zum Beispiel auf der 85er-Kurve, heißt dies: Das Kind wiegt mehr als 85 Prozent der Kinder gleichen Alters, gleicher Größe, gleichen Geschlechts. Und Sie müssen die Schlussfolgerung ziehen: das Kind hat Übergewicht, denn die fett gezeichnete Kurve (50er-Kurve) begrenzt den unbedenklichen Bereich.

Wichtig: Liegt der Schnittpunkt auf oder über der 95er-Kurve, ist das Kind fettleibig, das heißt, es leidet unter Adipositas. Und es wird höchste Zeit, ihm zu helfen, das Gewicht abzubauen!

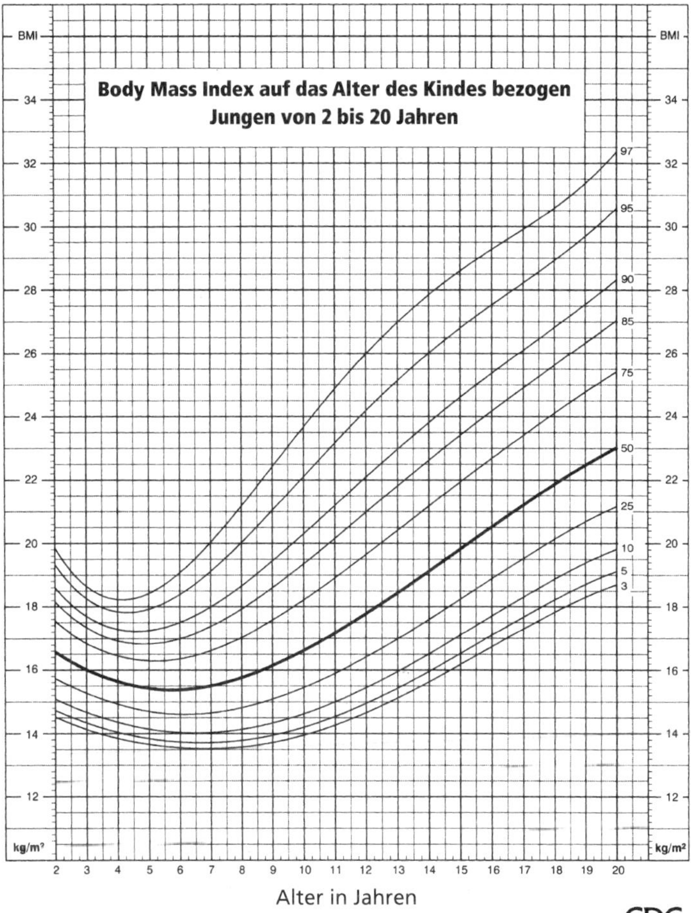

CDC

Dieses Diagramm setzt den Body Mass Index (BMI) ins Verhältnis zum Alter von Jungen, sodass es aussagekräftiger ist als der BMI-Wert alleine (siehe Erläuterungen, Seite 54).

Quelle: Entwickelt vom National Center for Health Statistics in Zusammenarbeit mit dem National Center for Chronic Disease Prevention and Health Promotion, USA (Stand: Jahr 2000).

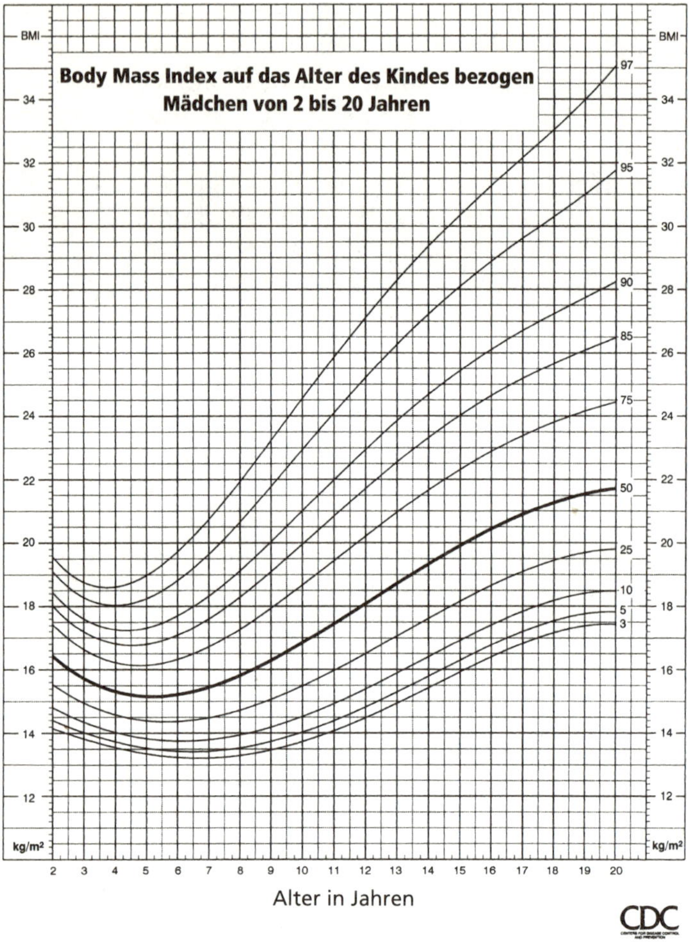

Dieses Diagramm setzt den Body Mass Index (BMI) ins Verhältnis zum Alter von Mädchen, sodass es aussagekräftiger ist als der BMI-Wert alleine (siehe Erläuterungen Seite 54).

Quelle: Entwickelt vom National Center for Health Statistics in Zusammenarbeit mit dem National Center for Chronic Disease Prevention and Health Promotion, USA (Stand: Jahr 2000).

Berücksichtigen Sie bitte: Die Diagramme sind eine nützliche Hilfe, um Gewichtsprobleme bei Kindern festzustellen. Sie beziehen sich aber auf den Durchschnitt der Kinder. Das bedeutet: Ein sehr sportliches, muskulöses Kind kann über eine völlig normale Menge an Körperfett verfügen und dennoch einen höheren BMI als der Durchschnitt haben. Oder der BMI eines sehr inaktiven, unter Bewegungsmangel leidenden Kindes kann durchaus im Normalbereich liegen, während es jedoch eine ungesunde Menge an Körperfett aufweist.

Fragen Sie im Zweifelsfall den Kinder- oder Hausarzt!

Tun Sie etwas! Kinder, die unter Fettleibigkeit leiden, nehmen dieses Problem meistens mit ins Erwachsenenleben. Werden Sie Ihren Kindern zuliebe rechtzeitig aktiv – das Zucker-Knacker-Ernährungskonzept hilft Ihnen und Ihren Kindern dabei.

5

Beugen Sie vor!

Für viele Menschen ist dieses Kapitel wahrscheinlich eines der wichtigsten in diesem Buch. Gewiss auch für Sie, denn es legt Ihnen vieles an Herz, was Sie selber tun können, um Ihre Lebensqualität zu erhalten oder zu verbessern. Mit unserem Zucker-Knacker-Ernährungskonzept versuchen wir, Ihnen Nahrungsmittelarten nahe zu bringen, die Ihr Körper von Natur aus gut aufnehmen und verarbeiten kann. Diese Nahrung enthält alle lebensnotwendigen Vitamine, Mineralstoffe und all die anderen Substanzen, die Ihr Körper benötigt, um gesund und leistungsfähig zu bleiben. Die zusätzliche Einnahme dieser Stoffe, die unter dem weit gefächerten Begriff »Nahrungsergänzungsmittel« rangieren, dürfen Sie getrost vergessen. Allerdings: Präparate, gleich welcher Art, die Ihr Arzt Ihnen zur Behandlung einer Erkrankung verschrieben hat, dürfen Sie nicht auf eigene Faust absetzen! Sprechen Sie unbedingt mit Ihrem Arzt darüber!

Unser oberstes Ziel: Krankheiten vermeiden!

Wir behaupten nicht vollmundig, die Zucker-Knacker-Ernährungsweise könne allen gesundheitlichen Problemen vorbeugen. Wir sagen einfach nur, dass wir Ihnen Nahrungsmittel empfehlen, die im Prinzip mit jenen vergleichbar sind, die unseren frühzeitlichen Vorfahren – als es noch keine Ärzte gab – über Jahrtausende Energie, Kraft und Vitalität lieferten.

Vorsorge tut Not!

Lassen Sie uns mit dem Diabetes anfangen, und zwar mit dem so genannten Altersdiabetes (Diabetes Typ II), der sich in unserer westlichen Gesellschaft immer weiter ausbreitet – und nicht nur unter den »Alten«, wie sein landläufiger Name vielleicht vermuten lässt. Es ist eine »stille« Krankheit, die sich einschleicht und bei vielen Menschen, die sich nicht regelmäßig einem Bluttest unterziehen, mitunter überraschend diagnostiziert wird.

Während die einen die möglichen extremen Folgen dieser Krankheit kennen – Herzerkrankung, Schlaganfall, Verlust des Sehvermögens oder Amputation von Gliedmaßen –, stecken die anderen den Kopf in den Sand. Doch man sollte weder in Pessimismus, Angst und Schrecken noch in Ignoranz versinken, sondern den Tatsachen so frühzeitig wie möglich ins Auge schauen. Und dazu gehören regelmäßige Bluttests, die Vorboten oder Risikofaktoren aufdecken können. Falls Ihnen in diesem Kapitel oder in Kapitel 13 (»Das Zucker-Knacker-Konzept hilft bei Diabetes«) irgendetwas auffällt, das vermuten lässt, dass Sie unter (noch nicht erkanntem) Diabetes leiden, gehen Sie schnurstracks zum Arzt. Den gleichen Rat geben wir Ihnen, wenn Sie Anhaltspunkte finden, die darauf hinweisen, dass Sie irgendwann in Zukunft Diabetes bekommen könnten.

Schauen wir uns die Hintergründe mal näher an. In wissenschaftlichen Publikationen wird immer wieder auf die möglichen Ursachen und Risikofaktoren für die Entwicklung eines Diabetes Typ II hingewiesen. Dabei steht mit in der vordersten Linie eine Ernährung mit hochglykämischen Nahrungsmitteln, die der Bauchspeicheldrüse bis zur Erschöpfung die Produktion großer Mengen an Insulin abfordert. Doch nicht nur das. Diese Art der Nahrung fördert auch die Insulinresistenz, die häufig einem Diabetes Typ II vorangeht. Bei einem Menschen, der unter Insulinresistenz leidet, ist ein höherer Insulinspiegel nötig, um den Blutzucker im normalen Bereich zu halten.

Warnungen in den Wind geblasen

Unsere Ernährung, sei es in Europa oder in den USA, ist geprägt von Nahrungsmitteln, die dazu beitragen, den Weg für Diabetes und den vorangehenden Risikofaktor Übergewicht zu ebnen. Gebetsmühlenartig vorgetragene Appelle wie »Essen Sie kein Fett oder Junkfood« treffen in der Mehrzahl auf taube Ohren. Medienwirksame Diabetes-Präventionskampagnen, die von nichtkommerzieller und kompetenter Seite stammen und eine breite Öffentlichkeit erreichen könnten, sind so rar wie der Sechser im Lotto. Offenbar steckt unser Gesundheitswesen lieber das Geld millionenweise in die Behandlung der Krankheit. Leider fehlt den Leuten, die wirklich etwas von dieser Krankheit und ihrer Vorbeugung verstehen, wie die verschiedenen Diabetes-Gesellschaften, schlichtweg das Geld, um große Kampagnen zu starten.

Selbst die Werbeindustrie, die ja so ziemlich alles vergoldet, scheut sich, im Zusammenhang mit den angepriesenen Nahrungsergänzungsmitteln, die möglicherweise präventiv wirken könnten, das Wort Diabetes auch nur zu hauchen. Genau genommen, ist das aus unserer Sicht auch gut so, denn der beste Weg, dem Körper die ganze Palette der lebensnotwendigen Nährstoffe zu liefern, ist eine Ernährung, die Obst, Gemüse, Getreideprodukte (aus vollem Korn), Fleisch, Fisch und Milchprodukte in einem ausgewogenen Verhältnis umfasst.

Diese Nahrung enthält auch all die Stoffe, die erst seit ein paar Jahren bekannt sind, zum Beispiel Homocystein, Lysin oder Lykopin. Diese oder andere Substanzen, die noch auf ihre Entdeckung warten, lassen sich nicht in eine Pille verpackt dem Körper auf sinnvolle Weise zuführen. Die beste Vorbeugungsmaßnahme ist und bleibt eine abwechslungsreiche, gesunde Ernährung – wie sie in diesem Buch beschrieben wird.

All Ihren Bemühungen, sich sinnvoll zu ernähren, nehmen Sie allerdings den Wind aus den Segeln, wenn Sie sich jeglicher körperlicher Bewegung verweigern. Sportliche Aktivitäten befürworten wir rundheraus, wobei wir nicht von Überforderung des Körpers und »Grenzüberschreitungen« reden. Auf der anderen Seite kennen wir viele Fälle, in denen allein unser Ernährungskonzept zur Gewichtsabnahme und dauerhaften Stabilisierung des erzielten Gewichtes ausreichte. Dies ist jedoch kein Freibrief, dem Bewegungsmangel Tür und Tor zu öffnen.

Zahllose, international anerkannte Studien und letztlich die alltägliche Praxis Tausender Ärzte und Ernährungsfachleute kommen alle zu den gleichen Schlussfolgerungen:

- Die überwiegende Mehrzahl der an Diabetes Erkrankten leiden (oder litten zuvor über viele Jahre) an Übergewicht oder Fettleibigkeit.
- Demzufolge zählen Übergewicht und Fettleibigkeit zu den wichtigsten Risikofaktoren für Diabetes (und andere Krankheiten).
- Die Anzahl der Diabetesfälle hat sich in den letzten zwei Jahrzehnten in gravierendem Maße gesteigert, wobei immer mehr Menschen schon in ihren Dreißigern von dieser Krankheit betroffen sind.

Diesen Fakten, die sich mit harten Zahlen untermauern lassen, stimmen wir voll zu, denn auch wir sind überzeugt davon, dass Übergewicht beziehungsweise Fettleibigkeit und die Entstehung eines Diabetes in einem sehr engen Zusammenhang stehen. Außerdem sprechen die oben genannten Fakten für unser oberstes Ziel: Vorbeugung. Wir möchten mit unserem Ernährungskonzept möglichst vielen Menschen jeden Alters helfen, Übergewicht und erst recht Fettleibigkeit zu vermeiden oder – falls bereits vorhanden – aus ihrem Leben zu vertreiben.

Wissenswertes zur Vorbeugung häufiger Erkrankungen

Im Folgenden möchten wir Ihnen ein paar Beispiele und Erkenntnisse vor Augen führen, die zeigen, dass man durch eine Veränderung in der Ernährung ernsthaften Gesundheitsstörungen vorbeugen kann.

Diabetes: Diese Erkrankung kommt bei Menschen, die unter Übergewicht oder Fettleibigkeit leiden, wesentlich häufiger vor als bei jenen, die ein normales Gewicht haben.

Eine inzwischen schon berühmte Langzeitstudie, die »Harvard Nurses Health Study« (Krankenschwester-Studie) besagt: Das Risiko, an Diabetes zu erkranken, ist bei Menschen, deren Nahrung aus ballaststoffreichen Lebensmitteln mit niedrigem glykämischen Index besteht, um ein 250faches geringer als bei jenen, die überwiegend hochglykämische Nahrung zu sich nehmen. Wer sich da nicht für eine Ernährung, wie sie das Zucker-Knacker-Ernährungskonzept bietet, entscheidet, spielt wirklich mit dem Feuer.

Die wichtigsten Maßnahmen zur Vorbeugung von Diabetes

- Ernährung mit Nahrungsmitteln, die einen möglichst geringen glykämischen Index aufweisen – wie es zum Beispiel das Zucker-Knacker-Ernährungskonzept empfiehlt.
- Body Mass Index von unter 25 – erreichen beziehungsweise langfristig halten.
- Die tägliche Nahrung sollte wenig Transfette beziehungsweise gesättigte Fettsäuren enthalten.
- Vollkornprodukte und andere ballaststoffreiche Nahrungsmittel bevorzugen.
- Nicht rauchen! Raucher und Raucherinnen sollten so schnell wie möglich mit dem Rauchen aufhören!
- Bewegungsmangel vermeiden. Regelmäßige körperliche Bewegung/sportliche Aktivitäten sollten an mehreren Tagen der Woche erfolgen.

Wichtig: Studien zeigen, dass eine entsprechende Umstellung der Ernährung und Lebensweise ein bereits vorhandenes Risiko für Diabetes sehr deutlich verringern kann!

Herzerkrankungen: In einer Langzeitstudie zu den Risikofaktoren für Herzerkrankungen (seit 30 Jahren von Dr. Gerald Berenson geleitet) wurde festgestellt, dass einer der frühesten Indikatoren für zukünftige Herzerkrankungen ein ständig zu hoher Insulinspiegel ist. Demzufolge tut man gut daran, mithilfe der Ernährung das Zusammenspiel von Blutzucker und Insulin auf Dauer im verträglichen Bereich zu halten.

Hypoglykämie: Hier geht es um einen zu niedrigen Blutzuckerspiegel (siehe Kapitel 14 »Hypoglykämie«). Wir haben die Erfahrung gemacht, dass hierbei die Zucker-Knacker-Ernährungsweise vielen Menschen helfen kann, dieses Problem in den Griff zu bekommen.

Herzinfarkt und Schlaganfall: Eine der wichtigsten Maßnahmen, diesen häufig tödlich verlaufenden Krankheiten vorzubeugen, ist die Verhinderung von Blutgerinnseln im Blutstrom das Vermeiden von Ablagerungen an den Innenwänden der Arterien. Auch hier bietet eine Ernährung, wie wir sie empfehlen, eine wirksame Hilfe.

Depressionen: Starke Schwankungen des Blutzuckerspiegels können Depressionen verstärken, wenn nicht sogar verursachen.

Zu hohe Cholesterin- und Triglyzeridwerte: Die Ernährung trägt entscheidend dazu bei, diese Werte in den normalen Bereich zu bringen beziehungsweise dort zu halten! Nicht nur wir und die Anwender unseres Zucker-Knacker-Ernährungskonzeptes haben diese Erfahrung gemacht!

Die wenigen Beispiele sollten Ihnen genügen, um Ihre Ernährung zu überdenken und Vorsorge nicht als lästig zu empfinden. Sie können viel und schnell etwas Wirksames für Ihre jetzige und zukünftige Gesundheit tun: Beginnen Sie mit der Zucker-Knacker-Ernährungsweise!

6

Übergewicht bei Kindern

Angesichts der nicht mehr zu übersehenden, ständig zunehmenden Gewichtsprobleme bei Kindern hat die Weltgesundheitsorganisation (WHO) inzwischen lautstark Alarm geschlagen. Auch andere kompetente Institutionen – wie die im ganzen deutschen Sprachraum vertretene Deutsche Gesellschaft für Ernährung (DGE) oder die für die Ernährung zuständigen Ministerien der Regierungen – fordern und initiieren umfassende Maßnahmen zur Prävention und Behandlung von Übergewicht bei Kindern.

Schauen Sie sich Ihre Kinder an! Sind sie zu dick? Oder auf dem Weg, zu dick zu werden? Tun Sie das ohne Hysterie und Panik. Kinder müssen nicht rappeldürr sein! Aber ihr Gewicht sollte ihrem Alter *und* dem körperlichen Entwicklungsstand entsprechen. Ob Ihr Kind mit seinem Gewicht richtig liegt, erfahren Sie in den Kleinkinderjahren dank der routinemäßigen Vorsorgeuntersuchungen. Das heißt, der Kinderarzt weist Sie darauf hin, wenn sich das Körpergewicht nicht in den durchschnittlichen Bereichen bewegt. Doch auch danach sollten Sie zwischendurch den vielleicht ohnehin notwendigen Besuch beim Kinderarzt oder Hausarzt nutzen, um das Thema Körpergewicht anzusprechen – einfach zur Sicherheit.

Übergewicht und die Lebensqualität Ihrer Kinder

Übergewichtige oder fettleibige Kinder sind in ihren jungen Jahren meist gesund und munter. Doch das Zuviel an Pfunden legt den Grundstein für gesundheitliche Probleme im Erwachsenenleben. Und insgesamt verringert es die Chance auf eine optimale Lebensqualität.

Die Gefahr von Erkrankungen infolge von Übergewicht ist gewachsen. Lange Zeit hat man den Diabetes Typ II nur mit Erwachsenen in Verbindung gebracht. Man nannte ihn deshalb auch Altersdiabetes im Gegensatz zum Diabetes Typ I, der als juveniler Diabetes bezeichnet wird (siehe auch Kapitel 13 »Das Zucker-Knacker-Konzept hilft bei Diabetes«). Doch in den letzten Jahren taucht der so genannte Altersdiabetes immer häufiger bei jungen Menschen auf, wobei sicherlich nicht nur genetische Faktoren, sondern auch Übergewicht eine Rolle spielen.

Eine ganze Reihe anderer Krankheiten, die keineswegs typisch für Kinder sind, tauchen inzwischen Besorgnis erregend häufig bei übergewichtigen oder fettleibigen Kindern auf, dazu gehören zum Beispiel: Herzprobleme, hoher Blutdruck, zu hohe Cholesterin- und Triglyzeridwerte, Asthma, Apnoe (kurzzeitiger Atemstillstand im Schlaf), Arteriosklerose, Essstörungen, mangelndes Selbstbewusstsein, Depressionen und zudem leider auch Selbstmord.

Falsche Ernährung und ein nicht einwandfrei funktionierender Insulinhaushalt werden als Mitschuldige für diese Entwicklung betrachtet.

Was Sie für Ihre Kinder tun können

Wir möchten Sie nicht in Angst und Schrecken versetzen, doch wir berichten Ihnen die Fakten, um Sie für das Problem »Kinder und Übergewicht« zu sensibilisieren. Haben Ihre Kinder bereits den Status »Fettleibigkeit« erreicht, sollten Sie unbedingt professionelle Hilfe in Anspruch nehmen. Der Kinder- oder Hausarzt wird Sie beraten, wohin Sie sich an Ihrem Wohnort wenden können.

Neigt Ihr Kind zu Übergewicht, oder wollen Sie – was natürlich das Beste ist – ein Zuviel an Pfunden von vornherein verhindern, müssen Sie bei der Ernährung die Zügel fest in die Hand nehmen. Das ist keineswegs einfach, denn Kinder sind sehr erfindungsreich, wenn es darum geht, an die geliebten Dickmacher heranzukommen. Mit Zwang, Drohungen, Strafen und Verboten erreicht man erfahrungsgemäß nur das Gegenteil. Also was tun?

Versuchen Sie, schon im Babyalter und in der frühen Kindheit die Grundpfeiler für eine gesunde Ernährung zu setzen. Es gibt eine ganze Reihe von Ratgeberbüchern, die Ihnen dabei helfen können, ohne dass Sie Ihre Kinder zu Außenseitern machen. Das Ausgrenzen hat zwei Seiten, Kinder werden von ihren Altersgenossen gehänselt, wenn sie keine Süßigkeiten oder Hamburger essen dürfen, aber auch wenn sie zu dick sind.

Es ist nie zu spät, das Essverhalten Ihrer Kinder in eine gesunde Richtung zu lenken, je früher Sie damit anfangen, umso besser. Je älter unser Nachwuchs wird, desto mehr entziehen sie sich dem Einfluss der Eltern, zumal der Gruppendruck, zum Beispiel in der Schule oder schon im Kindergarten, nicht zu unterschätzen ist.

Das Wichtigste ist: Seien Sie ein Vorbild! Sprechen Sie mit

Ihren Kindern über Ernährung und Nahrungsmittel. Sagen Sie ihnen, was sie tun sollen – machen Sie das dann aber auch selber. Das mit dem Vorbild ist keine Patentlösung, wie unzählige Eltern bestätigen werden, aber allemal besser, als wenn Sie sich selber miserabel ernähren und Ihren Kindern das Gegenteil abverlangen.

Verbannen Sie alles, was Ihre Kinder nicht essen sollen, aus Ihrem Haushalt. Dazu gehören Cola-Getränke und Ähnliches, genauso wie Pommes frites, weißer Reis, Weißbrot, Süßigkeiten und generell alle Produkte, die vor Zucker nur so strotzen. Also müssen Sie eigentlich nur genau das tun, was das Zucker-Knacker-Ernährungskonzept empfiehlt. Denn diese Form der Ernährung bewahrt auch Ihre Kinder vor Übergewicht beziehungsweise hilft, überflüssige Pfunde abzubauen.

Sorgen Sie außerdem dafür, dass Ihre Kinder genügend Bewegung haben. Die sportlichen Aktivitäten, die ihnen die Schule bietet, reichen nicht aus. Animieren Sie Ihre Kinder zu zusätzlicher körperlicher Bewegung. Zwingen Sie Ihre Sprösslinge aber nicht zu Sportarten, die ihnen keinen Spaß machen! Eine ganze Reihe von Studien zeigen, dass Kinder und Heranwachsende, die regelmäßig Sport treiben, bessere schulische Leistungen erzielen – und ein besseres Verhältnis zu ihren Eltern haben – als die »körperlichen Faulpelze« und Stubenhocker.

Wenn Sie merken, dass Ihre Kinder etwas Ungesundes essen, schimpfen Sie nicht, sondern sprechen Sie in Ruhe mit ihnen darüber. Erklären Sie ihnen – ihrem Alter entsprechend – die Zusammenhänge zwischen Ernährung und ihrem Wohlbefinden.

Machen Sie auf keinen Fall mit Ihren Kindern irgendwelche »Crash-Diäten«, damit richten Sie nichts als Schaden an. Mit liebevoller Beharrlichkeit, Einfühlungsvermögen und geduldigen Erklärungen kommen Sie eher ans Ziel: Ihre Kinder vor Übergewicht und dessen fatalen Folgen zu bewahren. Indem Sie Übergewicht bei Ihren Kindern verhindern oder ihnen helfen, es auf gesunde Weise abzubauen, stärken Sie Ihrem Nachwuchs den Rücken – jetzt und für die Zukunft!

7

Ihre Verdauung und Ihr Stoffwechsel

Verdauung und Stoffwechsel der Nahrungsmittel, die wir zu uns nehmen, sind der Schlüssel zum Erfolg, wenn man eine ausgewogene Ernährung und ein normales Körpergewicht erhalten will. Man sagt nicht ohne Grund: »Man ist, was man isst«, und deswegen ist dieses Kapitel sehr wichtig für das Verständnis unseres Ernährungskonzepts. Sie werden in diesem Kapitel die grundsätzlichen Prinzipien des Stoffwechselprozesses kennen lernen, damit Sie den maximalen Nutzen aus der von uns vertretenen Ernährungsweise schöpfen können. Und es gibt noch einen Grund, Ihr Verdauungssystem etwas näher kennen zu lernen, denn es existieren einige Dinge, die seine Effizienz behindern oder fördern können.

Manche Zusammenhänge lassen sich nur mithilfe von Fachausdrücken präzise darstellen, daher finden Sie am Ende dieses Buches ein Glossar, in dem Sie die Ausdrücke, die Ihnen nicht geläufig sind, schnell nachschlagen können.

Was passiert in unserem Körper bei der Verdauung?

Mit Verdauung ist der gesamte Prozess gemeint, der vom Verzehr der Nahrung bis zur endgültigen Aufnahme durch die Darmzellen und die Weiterleitung in die Leber zum Stoffwechsel reicht. Der wichtigste Aspekt der Verdauung ist das Aufspalten von Proteinen, Fetten und Kohlenhydraten in immer kleinere Einheiten, die dann vom Blutstrom und Lymphsystem aufgenommen und vom Körper auf verschiedene Weise genutzt werden können.

Bevor dies geschehen kann, muss ein wichtiger Bestandteil der Verdauung stattgefunden haben: das Vermischen und Umwälzen der Nahrung (ähnlich wie in einem Zementmischer) im Magen. Dieser Prozess sorgt dafür, dass die Nahrungsmittel aufgeweicht und mit Flüssigkeit vermischt werden, um dann in die letzte Verdauungsphase übergehen zu können. Die Vermischung gipfelt schließlich darin, dass der Mageninhalt langsam in den Dünndarm entleert wird. Flüssigkeiten gelangen recht schnell, innerhalb von Minuten, vom Magen in den Dünndarm, während feste Nahrungsbestandteile sehr viel mehr Zeit brauchen. Es dauert zwischen 30 und 60 Minuten, bis etwa die Hälfte des festen Mageninhalts in den Dünndarm gewandert ist.

Kleinere, feste Partikel werden schneller weitergegeben als große, und zwar in einer festgelegten Reihenfolge. Die letzten Feststoffe, die den Magen verlassen, sind die unverdaulichen Ballaststoffe, wie sie beispielsweise in Blattgemüsen vorkommen. Wenn Ihre Mutter Sie früher ermahnte: »Kau dein Essen gründlich!«, hat sie Ihnen genau den richtigen Rat gegeben, denn je kleiner die Stücke sind, desto schneller passiert die Nahrung den Magen, wodurch ein unangenehmes Völlegefühl oder der Beginn einer Verdauungsstörung vermieden wird.

Die Leerung des Magens kann durch diverse äußere Einflüsse und auch durch die verzehrten Lebensmittelsorten verzögert werden. Eine Mahlzeit, die sehr viel Fett enthält, verzögert die Magenentleerung beträchtlich. Auch der Genuss von großen Alkoholmengen vor oder während des Essens hat diesen Effekt. Eine langsame oder verzögerte Magenentleerung kann zum Rückfluss des Mageninhalts in den unteren Teil der Speiseröhre führen, wo dieser inzwischen sehr säurehaltige Nahrungsbrei dann Sodbrennen, Beschwerden im Brustkorb, Völlegefühl und sogar Übelkeit und Erbrechen verursachen kann. Viele von uns werden diese Probleme schon einmal gehabt haben, wenn sie nach einem langen Abend mit ausgiebigem Essen und Trinken mit vollem Bauch ins Bett gegangen sind.

Wird der Brei im Magen von dort aus dann langsam in den Dünndarm entleert, beginnt die Aufspaltung der Nahrungsmittel zur Absorption durch unseren Körper erst richtig. Im ersten Teil des Dünndarms, dem Duodenum, mischen sich Galle aus der Gallenblase und Enzyme aus der Bauchspeicheldrüse mit dem Mageninhalt und beschleunigen die Aufspaltung der verschiedenen Nahrungsmittel in immer kleinere Einheiten. Diese Mischung wandert den Dünndarm weiter hinab, wo anschließend die Absorption durch die Zellen stattfindet, mit denen der Dünndarm ausgekleidet ist.

Hinweise für die Praxis: Wir möchten hier noch einmal ganz deutlich darauf hinweisen, dass die Kombination bestimmter Lebensmittel einen enormen Einfluss haben kann, wenn diese kleinen Einheiten absorbiert werden. Isst man beispielsweise etwas, das eine geringe Menge unlöslicher Fasern enthält, so wird die Verdauungsrate und Absorption von Kohlenhydraten beeinflusst. Diese Kohlenhydrate haben daher einen erheblich geringeren insulinstimulierenden Effekt, als wenn sie separat gegessen worden wären. Dies ist offensichtlich gut für den Körper.

Früchte werden besser verdaut und absorbiert, wenn man sie alleine und ohne andere Kohlenhydrate und Fette verzehrt. In Kapitel 10 (»Optimieren Sie Ihr Essverhalten«) wird genauer erklärt, welchen negativen Einfluss Früchte auf andere Lebensmittel im Verdauungsprozess haben können, wenn sie zur falschen Zeit gegessen werden.

Was beim Stoffwechsel passiert

Der Stoffwechsel, auch Metabolismus genannt, ist eigentlich ein Austausch, der die zahlreichen Prozesse umfasst, mit denen die Nährstoffe der Lebensmittel in chemische Substanzen umgewandelt werden, die unser Körper gebrauchen kann. Der gesamte Ablauf ist natürlich ziemlich kompliziert. Die Stoffwechselraten können von Mensch zu Mensch sehr unterschiedlich sein. Das bedeutet: Die Gewichtszu- oder -abnahme kann bei zwei Personen, die beide genau die gleiche Nahrung zu sich nehmen, stark variieren.

Eine zentrale Rolle beim Verstoffwechseln von Lebensmitteln, Alkohol und auch der meisten Medikamente spielt die Leber. Ihre Bedeutung für unser Wohlbefinden darf man niemals unterschätzen. Man kann nur jedem dringend raten, sorgsam mit ihr umzugehen, da die Medizin noch nichts gefunden hat, was ihre Funktionen übernehmen könnte. Versagt die Leber, heißt es: »Adios, geliebtes Leben!«.

Schauen wir uns noch kurz die Hauptnährstoffe an, die zum Nutzen unseres Körpers den Stoffwechselprozess durchlaufen (mehr darüber erfahren Sie im Folgenden):

- Kohlenhydrate, die in einfache Zucker aufgespalten werden – 80 Prozent Glukose, 20 Prozent Fruktose oder Galaktose, je nachdem, ob eine Frucht oder ein Milchprodukt verzehrt wurde.
- Proteine, die in Aminosäuren aufgespalten werden.
- Fette, die in Triglyzeride aufgespalten werden.

- Vom Darmtrakt aufgenommen werden Zucker, Aminosäuren und Triglyzeride.
- Die Ballaststoffe, die unverdaulichen Anteile pflanzlicher Nahrung, bestehen vor allem aus Zellulose, die im Darm kaum abgebaut wird.

Wissenswertes über Kohlenhydrate

Kohlenhydrate kommen in pflanzlichen und tierischen Nahrungsmitteln vor. Der größte Anteil der von uns aufgenommenen Kohlenhydrate liegt in Form von Zucker oder Stärke vor. Kohlenhydrate können in einfache Zucker und komplexere Zucker, wie die Stärke, unterteilt werden.

Alle vom Körper aufgenommenen Kohlenhydrate werden letztendlich in Glukose umgewandelt.

Glukose ist der Haupttreibstoff für den Körper, wie Benzin oder Diesel, mit dem wir unser Auto betanken. Glukose wird entweder sofort zur Energieversorgung verbraucht oder in Form von Glykogen in der Leber und den Muskeln zum späteren Einsatz gespeichert. Was dann noch an Glukose übrig bleibt, wird als Fett angelagert.

Hinweise für die Praxis: Möchte man verstehen, wie der Stoffwechsel von Kohlenhydraten funktioniert und in welcher Beziehung dies zu unseren Empfehlungen für eine gesunde Ernährung und Gewichtsabnahme steht, ist Folgendes sehr wichtig:

Denken Sie immer daran, welchen starken Glukoseanstieg Kohlenhydrate im Körper bewirken können, wenn man sie verzehrt. Man nennt dies das glykämische Potenzial, das bei den verschiedenen Kohlenhydraten variiert. Der wissenschaftliche Begriff dafür lautet: glykämischer Index.

In der nachfolgenden Abbildung ist der glykämische Index als Kurve dargestellt, wobei der Bereich unter der Kurve den Blutzuckeranstieg in einer bestimmten Zeit repräsentiert. Man hat der Glukose den Wert 100 als glykämischen Index zugeordnet, und die Werte anderer Kohlenhydrate werden auf diesen Wert bezogen. Es gibt sogar Substanzen, die ein höheres glykämisches Potenzial haben als Glukose! Später werden Sie noch mehr über die Bedeutung des glykämischen Potenzials von Kohlenhydraten erfahren.

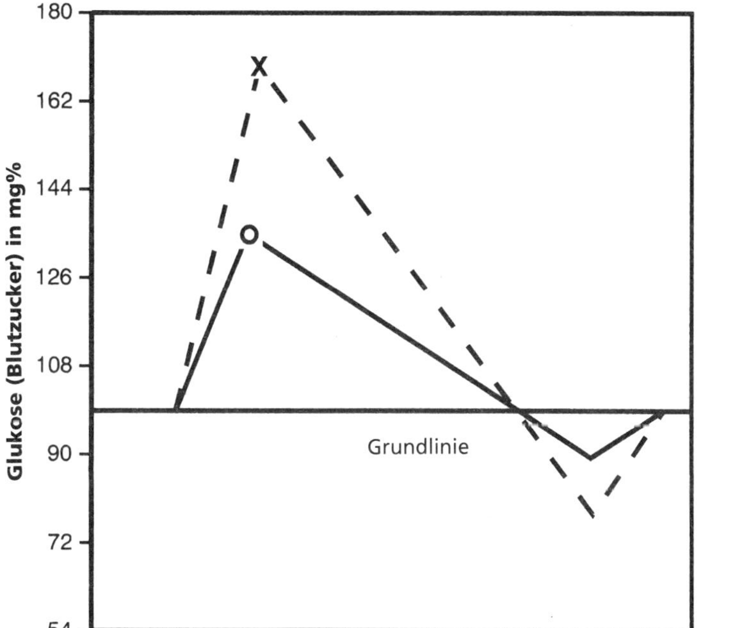

Glykämischer Index
X = hochglykämisches Kohlenhydrat
O = niedrigglykämisches Kohlenhydrat

Falls der Glukosespiegel im Blut niedriger ist, als er sein sollte, wird Glykogen in Glukose aufgespalten, um den Glukosespiegel zu erhöhen und einen normalen Blutzuckerspiegel aufrechtzuerhalten.

Kohlenhydrate mit einer komplexeren Struktur, zum Beispiel Stärke, können fast genauso schnell verdaut und aufgenommen werden wie die einfacheren Kohlenhydrate, zum Beispiel Haushaltszucker.

Sobald ein Kohlenhydrat verzehrt wurde, erfolgt ein Anstieg im Blutzuckerspiegel entsprechend der Art und Menge des verzehrten Kohlenhydrats (also höher bei Zucker, niedriger bei frischem Obst). Auf diesen Anstieg des Blutzuckers (Glukose) folgt dann die Freisetzung von Insulin, was eine Verringerung des Glukosegehalts verursacht, hauptsächlich weil die Glukose in die Körperzellen gedrängt wird, wo sie teilweise als sofortiger Energielieferant verbraucht wird oder größtenteils als Fett abgespeichert werden kann. Danach ist der Glukosespiegel wieder auf sein normales Maß zurückgekehrt.

Wissenswertes über Proteine

Proteine (Eiweiße) kommen in Fleisch, Fisch, Geflügel, Nüssen und Milchprodukten vor sowie in einigen Gemüsen und bestehen aus Aminosäuren. Diese Aminosäuren werden mithilfe von Enzymen der Bauchspeicheldrüse freigesetzt. Ohne diese Enzyme könnten die Proteinmoleküle nicht aufgenommen werden, da sie zu groß und komplex sind, um in den Blutstrom zu gelangen. (Glücklicherweise kann man in den Fällen, in denen die Bauchspeicheldrüse diese Enzyme nicht produziert, diese in Kapselform während der Mahlzeiten zu sich nehmen, um den Verdauungsprozess zu unterstützen.)

Ein durchschnittlicher Erwachsener sollte pro Tag mindestens ein Gramm Proteine pro Kilogramm Körpergewicht zu sich nehmen. Das sind also zwischen 55 und 70 Gramm für den Durchschnittsmann und die Durchschnittsfrau.

Da Proteine sowohl in tierischen als auch in pflanzlichen Nahrungsmitteln vorkommen, aber keine dieser beiden Quellen jeweils alle vom Körper benötigten Aminosäuren bieten kann, sollte die Ernährung gut ausgewogen sein und beide Proteinquellen enthalten.

Nachdem die Proteine in Aminosäuren aufgespalten worden sind, werden sie vom Verdauungstrakt aufgenommen und in der Leber verstoffwechselt. Dann können die Aminosäuren vom Körper als die grundlegenden Bausteine für alle Proteine genutzt werden, aus denen alle Zellen, Hormone oder Neurotransmitter (Substanzen, die Signale im Nervensystem übertragen) bestehen, oder sie können von der Leber durch einen Prozess, den man Glukoneogenese nennt, in Glukose beziehungsweise Zucker umgewandelt werden. Glukoneogenese ist die Produktion von Glukose aus anderen Nahrungssubstanzen als Kohlenhydraten, also beispielsweise aus Proteinen. Die Fähigkeit des Körpers, seine eigene Glukose herzustellen, ist wichtig, um in Zeiten mit geringer Kohlenhydrataufnahme den normalen Energiebedarf decken zu können, denn Glukose ist der Haupttreibstoff, den der Körper zur Deckung seines Energiebedarfs nutzt.

Wissenswertes über Fette

Fette, auch Lipide genannt, sind komplexe Moleküle, die aus Fettsäuren bestehen und sowohl aus tierischen als auch pflanzlichen Nahrungsmitteln gewonnen werden. Fette müssen durch das Bauchspeicheldrüsenenzym Lipase verdaut werden, da der Körper sie sonst nicht aufnehmen kann und sie mit dem Stuhl einfach wieder ausscheidet. Auch nachdem Fette in kleinere Einheiten aufgespalten sind, bleiben die meisten davon unlöslich in Wasser und bedürfen einer bestimmten Absorption. Die in der Leber produzierte Galle, die in der Gallenblase gespeichert wird, spielt eine sehr wichtige Rolle bei der Absorption von Fetten, indem sie diese emulgiert oder auflöst. Dieser Vorgang ist vergleichbar mit dem Einsatz von Seife oder einem anderen Reinigungsmittel, um eine ölige Substanz aufzulösen. Ohne diesen Prozess sind die aufgespaltenen Fettbestandteile zu groß, um durch den Darmtrakt in den Blutstrom überzugehen.

Fette werden als Glyzerin durch den Darmtrakt aufgenommen und verwandeln sich noch in der Darmwand in Triglyzeride, die dann in das Lymphsystem übertreten. Von dort aus können diese Fette von allen Körperzellen genutzt werden.

Die Zellen brauchen Fett zur Energieproduktion, als wichtigen Bestandteil der Zellstruktur und als eine Quelle für viele essentielle Substanzen, die von den Zellen hergestellt werden. Isolierung in Form einer Fettschicht direkt unter der Haut ist eine wichtige Funktion des Fetts, an die niemand gern denkt. Es sollte aber nur eine dünne Schicht sein. Sie wird fast ständig umgebildet bei den Anstrengungen, die der moderne Mensch bei der Kontrolle seines Körpergewichts und seiner Figur unternimmt.

Anmerkungen zum Cholesterin im Zusammenhang mit Fett

Im Gegensatz zur weit verbreiteten Annahme ist Cholesterin kein Fett und hat auch nichts mit gesättigten Fettsäuren zu tun. Es ist eine Verbindung und gehört zu einer Familie von Substanzen, die man Sterine nennt. Zur Verteilung an alle

Zellen kann Cholesterin beim Zirkulieren im Blutstrom an Fette gebunden werden. Cholesterin zählt zu den wichtigen Substanzen bei der Bildung von Steroiden, Gallensäuren, Hormonen und anderen Substanzen.

Da Cholesterin eine so hohe Bedeutung hat, muss der Körper für eine konstante Cholesterinversorgung der Zellen sorgen. Deswegen wird Cholesterin nicht nur aus der Nahrung aufgenommen, sondern auch vom Körper selbst produziert, vor allem in der Leber.

Die Leber kann genügend Cholesterin produzieren, um den Bedarf des Körpers zu decken, auch wenn man keinerlei Cholesterin mit der Nahrung zu sich nimmt. Das in der Leber hergestellte Cholesterin wird in Form von Lipoproteinen an die Zellen geliefert. Während dieser Zirkulation im Blutstrom kann sich das Cholesterin an den Wänden großer Arterien anlagern, insbesondere an Stellen, die gereizt oder rau sind, oder wo die Auskleidung der Arterie Schäden aufweist. Diesen Prozess nennt man Arteriosklerose, und es ist der Vorgang, der zu koronaren Herzerkrankungen und manchmal auch zu Bluthochdruck führt.

8

Gesundheitsfaktor Insulin

Vielleicht fragen Sie sich nun: »Warum sollte ich jetzt noch mehr über Insulin wissen wollen?« Sie sollten nicht nur, nein, Sie müssen noch mehr darüber erfahren – Ihrer Gesundheit zuliebe. Insulin ist der Meister, der Dirigent, der Boss. Es ist die oberste Instanz beim Stoffwechsel. Wir müssen die Aktionen des Insulins verstehen, um zu begreifen, warum die Zucker-Knacker-Ernährungsweise funktioniert.

So funktioniert das Hormon Insulin

Der Arzt Sir Frederick Grant Banting entdeckte 1921 das Insulin und erhielt dafür 1923 den Nobelpreis. Dieses Hormon wird von den Betazellen der Langerhans-Inseln der Bauchspeicheldrüse produziert und ausgeschüttet. Die menschliche Bauchspeicheldrüse kann etwa 200 Einheiten Insulin speichern. Bei gesunden Menschen werden täglich etwa 25 bis 30 Einheiten Insulin ausgeschüttet. Insulin funktioniert wie ein Besen: Es fegt Glukose, Aminosäuren und freie Fettsäuren in die Zellen, wo diese potenzielle Energie als Fett und Glykogen für den späteren Gebrauch gespeichert wird.

Normalerweise variiert unser Blutzuckerspiegel nicht sehr stark, da das harmonische hormonelle Zusammenspiel von Insulin und Glukagon Schwankungen kompensiert. Insulin ist das einzige Hormon, das Zucker (Glukose) daran hindern kann, auf einen gefährlich hohen Wert anzusteigen.

Glukagon wird ebenfalls von der Bauchspeicheldrüse abgegeben und verhindert, dass der Blutzuckerspiegel zu stark abfällt (auf einen hypoglykämischen Wert).

Während Insulin das Hormon des Schlemmens darstellt, ist Glukagon das Hormon des Fastens (oder des Hungerns). Die Hauptaufgabe des Glukagons beim Menschen scheint die Verhinderung von Hypoglykämie (geringer Blutglukosewert oder Blutzuckerwert) zu sein, indem es den normalen Abbau von Glykogen in der Leber zu Glukose steuert. Das Glukagon löst auch die Glukoneogenese aus, bei der Muskelproteine in Blutzucker umgewandelt werden.

Die Glukoneogenese kann während Zeiten des Hungerns oder extremer Anstrengungen stattfinden. Im Verlauf der ersten 24 Stunden des Fastens wird das Glykogen in der Leber benutzt, danach beginnt der Körper die Muskelproteine abzubauen. Die Glukagonausschüttung wird durch Hypoglykämie, Fasten, aber auch durch den Verzehr einer proteinhaltigen Mahlzeit stimuliert.

Ohne Glukagon? Ohne Insulin?

Menschen können ohne Glukagon überleben, wie man von Fällen weiß, in denen die Bauchspeicheldrüse, die einzige bekannte Quelle für Glukagon und Insulin, entfernt wurde. Aber ein Mensch braucht Insulin zum Überleben, was ihm durch Insulinspritzen verabreicht werden kann. Natürlich hat die Entfernung der Bauchspeicheldrüse einen Diabetes zur Folge, oft mit großen Schwankungen im Blutzuckerspiegel. Durch injiziertes Insulin kann keine so kontinuierliche Versorgung mit der korrekten Menge Insulin erreicht werden, wie es die Bauchspeicheldrüse vermag.

Das Zusammenspiel von Insulin und Glukagon

Nimmt man Kohlenhydrate zu sich, wird die Nahrung von den Verdauungsenzymen aufgespalten. Das Blut im Darmtrakt weist nach der Aufnahme der aufgespaltenen Nahrungsbestandteile einen erhöhten Glukosewert auf. Dies stimuliert die Ausschüttung von Insulin. Wie wir bereits wissen, verursacht Insulin die Anlagerung von Fett. Sinkt der Blutzucker auf einen zu niedrigen Wert, wird Glukagon ausgeschüttet, das dieses gespeicherte Fett in Glukose verwandelt, was den Blutzuckerwert wieder auf sein normales Maß bringt.

Glukose ist der Hauptauslöser für die Insulinausschüttung. Fruktose, der Fruchtzucker, und Aminosäuren (Proteine) aus Fleisch lösen nur eine signifikante Insulinausschüttung aus, wenn der Blutzuckerspiegel vorher bereits erhöht war.

Hinweise für die Praxis: Bei übergewichtigen Personen findet eine erhöhte Insulinproduktion statt, weil die Bauchspeicheldrüse durch übermäßiges Essen zu stark stimuliert wird und eine Insulinresistenz erworben wurde oder die Veranlagung dafür genetisch vorhanden ist.

Der erhöhte Insulinspiegel fördert die Anlagerung von Zucker als Glykogen in der Leber und den Muskeln.

Wenn der Insulinhaushalt nicht einwandfrei funktioniert

Nach dem Genuss von Proteinen und Fetten fördert Insulin die Speicherung der Proteine in den Muskeln und die von Fett in den Fettzellen als Triglyzeride. Insulin verhindert auch die Aufspaltung von Glykogen und Triglyzeriden (Fetten). Kein Wunder, dass es schwierig ist, bei erhöhten Insulinwerten abzunehmen.

In der wissenschaftlichen Literatur ist dokumentiert, dass schon geringe Mengen von zirkulierendem Insulin den Abbau von Fetten verhindern (Kahn und Weir, 1994). Die Stoffwechselvorgänge, in die Insulin involviert ist, sind besonders empfindlich. Sie sind verantwortlich für das Anlagern von Fett und verhindern, dass es abgebaut und vom Körper genutzt werden kann.

Insulin aktiviert außerdem ein Enzym, Lipoproteinlipase (LPL; Enzyme sind Proteine, die den Stoffwechsel beschleunigen), das den Abzug von Triglyzeriden aus dem Blutstrom und ihre Anlagerung in Fettzellen fördert. Insulin behindert ebenfalls hormonsensitive Lipase (ein anderes Enzym), das gespeicherte Fette abbaut. Das Ergebnis dieser beiden Aktionen ist eine erhöhte Menge angelagerter Fette, was zu Gewichtszunahme und Vergrößerung des Taillenumfangs führt.

Die Umwandlung von einem Teil des im Blut vorhandenen Zuckers trägt außerdem zur Fettanlagerung bei. Ein bestimmter Prozentsatz des Blutzuckers wird von den Fettzellen aufgenommen und dort durch Insulin in noch mehr Fett umgewandelt. Insulin ist also einer der wichtigsten Stoffe, der die Aufspaltung von Fett verhindert und die Anlagerung von Fett fördert.

Fehlfunktion: Bei einer Insulinresistenz ist eine verringerte Reaktion auf Insulin zu verzeichnen: Die Fettzellen, Leberzellen und Muskelzellen sind unempfindlich gegen die normale Menge von zirkulierendem Insulin geworden. Normalerweise senkt eine geringe Insulinausschüttung den Blutzuckerspiegel. Bei einem Menschen mit Insulinresistenz reicht das jedoch nicht, und es wird mehr Insulin benötigt, um den gewünschten Effekt zu erzielen.

Folgen von Fehlfunktionen: Fettleibigkeit ist die häufigste Folge von Insulinresistenz. Eine ebenfalls häufig anzutreffende Folgeerkrankung ist der Diabetes Typ II (insulinunabhängiger Diabetes). Bei den meisten Typ-II-Diabetikern sind die zirkulierenden Insulinmengen und der Blutzuckerspiegel sowie die Blutcholesterinwerte erhöht.

Fettleibige Menschen ohne Diabetes haben normalerweise erhöhte Insulinwerte bei normalen Blutzuckerwerten. Leider ist es möglich, dass der fettleibige Mensch mit erhöhten Insulinwerten auf dem Weg ist, einen Diabetes zu entwickeln. Die Bauchspeicheldrüse ist vielleicht irgendwann durch die konstante Stimulation durch Glukose (Zucker) einfach erschöpft und fällt aus, was dann zu einem Diabetes führt. Diabetes wird in Kapitel 13 (»Das Zucker-Knacker-Konzept hilft bei Diabetes«) noch ausführlich besprochen.

Insulin und die Nährstoffe

Insulin fördert die Speicherung aller Nährstoffe: Glukose (Kohlenhydrate), Aminosäuren (Proteine) und Triglyzeride (Fette). Die gespeicherten Nährstoffe stehen als Energiequellen für Mangelzeiten oder einfach zwischen den Mahlzeiten bereit. Die Absenkung des Insulinspiegels während der Essenspausen gestattet den Abbau von gespeicherten Fetten und gespeichertem Zucker (Glykogen). Fette und Glykogen werden so als Energiequellen zwischen den Mahlzeiten genutzt.

Hinweise für die Praxis: Wie bereits erwähnt, weisen fettleibige Menschen erhöhte Insulinwerte während der Mahlzeiten und in den Essenspausen auf. Und auch die Lipoproteinlipase-Werte sind erhöht. Das Enzym Lipoproteinlipase ist wichtig für die Anlagerung von Fett. Wie Sie sehen, sind fettleibige Menschen vom Stoffwechsel her jederzeit bereit, alles zu speichern, was sie essen.

Um es noch einmal zu sagen: Es ist nicht verwunderlich, dass ein fettleibiger Mensch mit erhöhtem Insulinspiegel Schwierigkeiten bei der Gewichtsabnahme hat. Aber denken Sie einmal an die Vorteile, die so ein Mensch bei einer Ernährungsweise haben wird, die nur geringe Mengen Insulin im Stoffwechselsystem erfordert. Wir gelangen jetzt langsam zu der Antwort auf die Frage, wie man gleichzeitig abnimmt und seine Blutwerte verbessert.

Insulin und die Zucker-Knacker-Ernährungsweise

Bevor die guten Nachrichten kommen, hier noch etwas Wissenswertes: Das von Dr. G. M. Reaven beschriebene Syndrom X ist eine Kombination von zwei oder mehr der folgenden Zustände: Insulinresistenz mit dadurch bedingten erhöhten Insulinwerten, erhöhte Lipidwerte (insbesondere Triglyzeride), Fettleibigkeit, Erkrankung der Koronararterien und Bluthochdruck. Die Insulinresistenz ist wahrscheinlich der wichtigste Teil dieses Syndroms, weil es häufig die anderen Probleme erst hervorruft. Eine beträchtliche Menge von Syndrom-X-Patienten entwickeln eine Erkrankung der Koronararterien, und die Anzahl tödlich verlaufender Herzinfarkte liegt bei diesen Menschen höher (O'Keefe, Lanier und McCallister, 1995).

Wie wäre es jetzt mit ein paar guten Nachrichten? 50 Prozent der Fälle von Insulinresistenz können gelindert oder sogar geheilt werden, da diese Gesundheitsstörung nicht ausschließlich genetisch bedingt ist.

Wie kann man Insulinwerte senken oder die Insulinresistenz lindern? Mit der Zucker-Knacker-Ernährungsweise! Als Erstes muss man weniger von den Kohlenhydraten zu sich nehmen, die das Insulin besonders stark stimulieren. Das führt zu Gewichtsabnahme, und in Kombination mit Sport und dem Beenden des Rauchens ist es einer der besten nichtmedikamentösen Wege, eine Reduzierung des zirkulierenden Insulins zu erreichen. Wenn man also die Insulinwerte senkt und die Insulinresistenz reduziert, wird auch die Fettleibigkeit und wahrscheinlich die Entwicklung einer Herzerkrankung zurückgehen.

Viele Menschen mit koronaren Herzerkrankungen haben eine ähnliche Figur. Sie sind um den Bauch herum dicker – haben einen Bierbauch – und dünner um die Hüften und das Gesäß. Dies nennt man zentrale Fettleibigkeit oder Apfelform. Menschen mit Diabetes und Insulinresistenz weisen ebenfalls die Apfelform auf, im Gegensatz zur Birnenform, bei der das Fett auf Hüften und Gesäß verteilt ist.

Dr. Wolever und seine Kollegen untersuchten 1992 den Nutzen einer Nahrung mit niedrigem glykämischem Index für übergewichtige Diabetiker vom Typ II. Nach nur sechs Wochen stellten sie eine Senkung des Cholesterinspiegels um 7 Prozent fest. Dr. Jenkins (1987) untersuchte die Auswirkungen einer niedrigglykämischen (zuckerreduzierten) Ernährung auf normal gesunde Männer. Nach zwei Wochen war der Cholesterinspiegel um durchschnittlich 15 Prozent gesunken, und die Insulinausschüttung sank sogar um erstaunliche 32 Prozent!

Nach einer hochzuckerhaltigen Mahlzeit mit 50 bis 100 Gramm Glukose steigt der Insulinspiegel normalerweise stark an und bleibt mehrere Stunden lang erhöht. Wenn man also dreimal täglich und vor dem Schlafengehen stark kohlenhydrathaltige (hochglykämische) Mahlzeiten zu sich nimmt, kann das Insulin 18 von 24 Stunden erhöht bleiben. Die Bauchspeicheldrüse braucht aber eine Pause, genau wie die Fettzellen. Stellen Sie sich vor, dass das Insulin 18 Stunden pro Tag Fett in die Zellen treibt. Es bleiben also nur wenige Stunden pro Tag übrig, in denen Fett abgebaut und verbraucht werden kann. Zu allen anderen Zeiten wird das Fett angelagert, und das führt zu den bekannten Effekten mit dem »Rettungsring« um die Taille!

Das Wissen um Insulin und Stoffwechsel versetzt Sie nun in die Lage, mit einer gesünderen Ernährungsweise zu beginnen. Wie bereits erwähnt, stimulieren nicht alle Kohlenhydrate in gleichem Maße die Insulinausschüttung. Die Kohlenhydrate, die eine Insulinausschüttung am stärksten stimulieren, nennt man hochglykämische Kohlenhydrate. Im Gegensatz dazu stimulieren niedrigglykämische Kohlenhydrate die Insulinausschüttung nicht so stark.

1981 hat Dr. David Jenkins einen Artikel über den glykämischen Index von Nahrungsmitteln im »American Journal of Clinical Nutrition« veröffentlicht. Er und andere haben seitdem viele zusätzliche Messungen des glykämischen Indexes bestimmter Kohlenhydrate nachgeliefert (Die glykämischen Indizes für viele der häufig konsumierten Kohlenhydrate finden Sie auf Seite 38ff.).

9

Das Zucker-Knacker-Konzept

Wie schon gesagt, ist das Zucker-Knacker-Ernährungskonzept nicht irgendeine Diät, sondern eine Ernährungsweise, die Sie auf Dauer ausführen können – und sollten.

Als Grundlage geben wir Ihnen den Rat, raffinierten Zucker zu meiden und Vollkornprodukte zu bevorzugen. Es geht dabei also um weniger Zucker und nicht um eine vollkommen zuckerlose Ernährungsform. Sie haben ja inzwischen schon gelesen, dass Zucker nicht gleich Zucker ist. Also schauen wir uns das Ganze näher an.

Der Schlüssel zum Ernährungskonzept

Die Regulierung der Insulinausschüttung ist der Schlüssel zu unserer Zucker-Knacker-Ernährungsweise. Die erfolgreiche Kontrolle des Insulins gestattet Ihnen, eine verbesserte Leistungsfähigkeit und Gesundheit durch die Ernährung zu erzielen. Um das Insulin zu steuern, müssen Sie Ihren Zuckerkonsum kontrollieren, den des raffinierten Zuckers genauso wie den der Zuckerformen, die überreichlich und insulinstimulierend in vielen Kohlenhydraten versteckt sind. Dies können Sie erreichen, indem Sie ein Ernährungskonzept befolgen, das die Insulinausschüttung reguliert.

Ohne Insulin können wir nicht überleben, aber ohne übermäßiges Insulin können wir erheblich besser überleben. Wir empfehlen deshalb, nur Nahrungsmittel auszuwählen, welche die Insulinausschüttung behutsamer und kontrollierter stimulieren, und nicht solche, die einen sofortigen hohen Ausstoß dieses Hormons hervorrufen.

Eine derartige Ernährung führt zu einem jederzeit geringeren Insulindurchschnittswert im Blut. Dies wiederum wirkt sich merklich positiv aus – sowohl auf die Reduzierung der Fettsynthese und -anlagerung als auch auf die Einflüsse, die das Insulin auf das Herz-Kreislauf-System hat.

Die Meilensteine des Ernährungskonzeptes

Da Insulin der Schlüssel zu unserem Ernährungskonzept ist, sind Kohlenhydrate die Meilensteine. Der grundlegende Stoff aller Kohlenhydrate ist Zucker. Zucker wird von unserem Verdauungstrakt in das Blut aufgenommen und stimuliert dort die Insulinausschüttung, um den Transport des Zuckers in die Zellen als Energiereserve zu unterstützen. Der Typ des verzehrten Kohlenhydrats beeinflusst letztendlich den Grad der Zuckerabsorption und somit der Insulinausschüttung.

Raffinierter Zucker sowie bearbeitete Getreideprodukte ohne Schalen oder Spelzen werden nahezu sofort in sehr konzentrierter Form absorbiert und führen zu einer schnellen Ausschüttung von großen Insulinmengen. Eine Ernährung mit großen Mengen an raffiniertem Zucker und verarbeiteten Getreideprodukten führt deswegen zu einem deutlich erhöhten durchschnittlichen Insulinwert im Verlauf von 24 Stunden. Das zusätzliche Insulin steht dann für die Förderung der Fettanlagerung und auch für viele andere, bereits besprochene unerwünschte Effekte zur Verfügung.

Kohlenhydrate in unraffinierter Form, wie beispielsweise Früchte, grüne Gemüse, getrocknete Bohnen und Vollkorn, bedürfen ebenfalls vor der Absorption einer weiteren Umwandlung durch die Verdauungsprozesse. Das wiederum führt zu einer proportionalen Reduzierung der ausgeschütteten Insulinmenge – also einer günstigen Regulierung der Insulinausschüttung. Das Endergebnis ist ein geringerer durchschnittlicher Insulinwert und weniger Fettsynthese, geringere Fettanlagerung und Gewichtsabnahme. Die positiven Einflüsse auf unsere Erscheinung und das Herz-Kreislauf-System lassen sich nicht übersehen.

Zucker-Knacker-Ernährungstipps kurz gefasst

Das Zucker-Knacker-Ernährungskonzept empfiehlt:

- Ihr täglicher Speiseplan sollte einen hohen Anteil an ballaststoffreichem Gemüse und Vollkornprodukten enthalten, da diese Nahrungsmittel sowohl der Verdauung als auch dem gesamten Wohlbefinden nützen.
- Verzehren Sie Früchte als Zwischenmahlzeit.
- Essen Sie mageres Fleisch, da es eine wichtige Proteinquelle darstellt.
- Verzichten Sie nicht radikal auf Fett, sondern verspeisen Sie es in mäßigen Mengen, wobei Sie gesättigte Fette meiden sollten, da sie sich nicht nur ungünstig auf das Gewicht, sondern auch auf Herz und Blutgefäße auswirken.
- Sorgen Sie für eine ausreichende Flüssigkeitszufuhr. Trinken Sie mindestens 1,5 bis 2 Liter Wasser täglich.
- Lassen Sie keine Mahlzeit aus. Essen Sie täglich drei Mahlzeiten. Kleine Zwischenmahlzeiten sind erlaubt, wenn Sie hungrig sind.
- Verspeisen Sie immer nur mäßig große Portionen, auch von gesunder Nahrung kann man zu viel essen.
- Essen Sie am späten Abend oder kurz vor dem Zubettge-

hen nichts mehr, das erhöht nur den Insulinspiegel und die körpereigene Cholesterinproduktion (das meiste Cholesterin wird nachts produziert).

- Bewegen Sie sich ausreichend. Körperliche Bewegung ist ein unentbehrlicher Bestandteil einer gesunden Ernährung. Ideal sind viermal in der Woche 20 Minuten Körpertraining.

Abwechslungsreich essen!

Einer der wichtigsten Ratschläge, die wir geben, lautet: »Essen Sie abwechslungsreich!« Stellen Sie Ihren täglichen Speiseplan so zusammen, dass alle Nahrungsmittelgruppen vertreten sind. Manche Diätratgeber predigen leider den fast vollständigen Verzicht auf Fett und Fleisch.

Fett: Unzählige Menschen essen tatsächlich zu viel Fett, doch der fast vollständige Verzicht stellt auch keine gute Lösung dar. Ein gewisses Maß an Fett in unserer Ernährung ist notwendig, um Steroide, Lipoproteine und andere für die Stoffwechselfunktionen unseres Körpers wichtige Substanzen zu synthetisieren. Aber denken Sie daran: Es ist weniger das Fett, das man direkt zu sich nimmt, das dick macht, sondern eher die mit der Nahrung aufgenommenen Kohlenhydrate, die durch das Insulin in Fett umgewandelt werden.

Fleisch: Auch mageres Fleisch ist wichtig für unser Wohlbefinden. Es liefert nicht nur lebenswichtige Proteine, die Grundbausteine unseres Körpers, sondern die aufgenommenen Proteine stimulieren auch die Glukagonausschüttung. Glukagon aus der Bauchspeicheldrüse fördert die Aufspaltung von angelagertem Fett und sorgt so für einen Fettabbau in unserem Körper.

Das Prinzip auf einen Blick

Eine Ernährung, die auf niedrigglykämischen Kohlenhydraten (ballaststoffreiche Gemüse, Früchte und Vollkorn mit seinen Ballaststoffen), magerem Fleisch und Fett in geringen Mengen basiert, sorgt für die biochemische Regulierung der Insulin-Glukagon-Beziehung. Dies führt zu einem allgemeinen Verlust an Körperfett und einer Reduzierung der nachteiligen Effekte, die Insulin auf das Herz-Kreislauf-System ausübt.

Alkohol: In geringen Mengen fördert Alkohol die HDL- oder »guten« Cholesterin-Komponenten (sowohl HDL-2 als auch HDL-3), senkt das Fibrinogen im Plasma und die Verklumpung der Blutplättchen. Dies alles hilft, die Entwicklung einer Arteriosklerose zu dämpfen. Leisten kann dies jede Form von Alkohol, aber Rotwein scheint nützlicher zu sein als andere Alkoholika. Die Schalen der Trauben, die bei der Rotweinherstellung eine Rolle spielen, enthalten eine Reihe von Flavonoiden (früher auch Vitamin P genannt). Sie können in gewisser Weise der Verklumpung von Blutplättchen und dem LDL-Cholesterin in oxidierter Form, das sich besonders schädlich auf das Herz-Kreislauf-System auswirkt, entgegensteuern.

Statistiken zeigen bei geringem Alkoholkonsum einen potenziell positiven Effekt auf das Herz-Kreislauf-System, aber bei hohem Konsum schlägt die Wirkung schnell in das Gegenteil um und bringt dem Konsumenten gesundheitliche Probleme. Deshalb ist der verantwortungsvolle Umgang mit Alkohol zwingend erforderlich.

Im Gegensatz zur allgemeinen Meinung ist Alkohol für

deutlich mehr Gesundheitsprobleme verantwortlich als Tabak. Eine Aspirin pro Tag (den Arzt fragen!) und der Verzehr von roten oder grünen Weintrauben haben die gleichen positiven Auswirkungen auf unseren Körper wie ein geringer Alkoholkonsum, nur ohne die Gefahr des Alkohols.

Treffen Sie die richtige Wahl!

Sie haben jetzt den eher fachlichen Teil dieses Buches hinter sich gebracht. Wir können Ihnen zwar keinen Doktortitel für Verdauung und Stoffwechsel oder Kardiologie verleihen, aber Sie sollten jetzt gut gewappnet sein, um die folgenden, eher praktischen Vorschläge zur gesunden Ernährung und Gewichtsabnahme zu verstehen. Auch das Gespräch mit Ihrem Arzt oder einem Ernährungsberater dürfte jetzt für Sie viel interessanter sein.

Zusammenfassend lässt sich sagen, dass die Basis unseres Konzepts darauf zielt, durch die Ernährung einen positiven Einfluss auf die Insulin- und Glukagonausschüttung zu nehmen. Dies wird mithilfe einer Ernährungsweise erreicht, die aus natürlichem unraffiniertem Zucker, unbearbeitetem Vollkorngetreide sowie Gemüse, Obst, magerem Fleisch, Milchprodukten und eventuell geringen Mengen Alkohol besteht.

Treffen Sie die richtige Wahl:

Genießen Sie die Zucker-Knacker-Lebensweise!

10

Optimieren Sie Ihr Essverhalten!

Alle erfolgreichen Ernährungskonzepte beschäftigen sich mit dem »Was«, »Warum«, »Wann« und »Wie«. In den bisherigen Kapiteln haben wir das »Was« (wenig Zucker) und »Warum« (Insulinausschüttung regulieren) besprochen, aber jetzt müssen wir uns um das »Wann« und »Wie« kümmern, um die Theorie in drei volle Mahlzeiten und gelegentliche Zwischenmahlzeiten zu verwandeln.

Was sollten Sie ändern?

Um das Zucker-Knacker-Ernährungskonzept erfolgreich in die Praxis umzusetzen, müssen Sie wahrscheinlich an Ihrem gegenwärtigen Essverhalten einiges ändern. Prüfen Sie sich bitte kritisch. Es geht hier nicht darum, Ihnen irgendwelche Vorschriften aufzuzwingen, sondern Ihnen zu helfen, den Weg der gesunden Ernährung erfolgreich zu gehen.

Zahl der Mahlzeiten: Mehrere Mahlzeiten am Tag lösen eine geringere Gesamt-Insulinausschüttung aus als eine oder zwei große Mahlzeiten, weil häufiges Auslassen von Mahlzeiten die Reaktion des Körpers auf die Insulinausschüttung verändert und die Fettablagerung erhöht. Man sollte deshalb drei ausgewogene Mahlzeiten pro Tag zu sich zu nehmen.

Manche Studien besagen, dass sechs Mahlzeiten pro Tag sich noch günstiger auf den Insulinhaushalt und sogar auf den Cholesterinspiegel auswirken. Falls Sie also lieber häufiger am Tag essen, können Sie das weiterhin tun.

Kalorien zählen: Das brauchen Sie nicht, genauso wenig wie Sie Grammanteile an Zucker, Fett oder Proteinen zählen müssen. Derartige Rechnereien bringen nur Frust, und die Ergebnisse sind fast immer unzuverlässig. Ihre tägliche Nahrung sollte aus ballaststoffreichen Kohlenhydraten, magerem Fleisch als Quelle für Proteine und aus ungesättigten Fetten bestehen. Sie sollten nur nicht zu viel Fett, vor allem möglichst wenig gesättigte Fette verzehren (mehr darüber erfahren Sie noch im Folgenden).

Portionsgröße: Besitzen Sie einen der so genannten Standardteller? Er verfügt über einen flachen Boden und einen deutlich sichtbaren, leicht schrägen Rand. Falls nicht, kaufen Sie sich wenigstens einen für den Anfang, um das richtige Augenmaß zu lernen. Fleisch und Gemüse sollten gut auf den Boden des Tellers passen und nicht auf oder über den Rand ragen. Wenn Sie vernünftige Portionen auf den Teller geben, brauchen Sie nichts auszuwiegen. Füllen Sie Ihren Teller immer nur einmal angemessen, nehmen Sie nicht ein zweites oder drittes Mal. Dieses Prinzip ist wirklich einfach, und wenn Sie sich danach richten, wird es Sie bei allen Mahlzeiten davor bewahren, zu viel von einem Kohlenhydrat mit eigentlich akzeptablem glykämischem Index zu futtern.

Essenszeiten: Sie können sich ganz nach Ihrem normalen Tagesablauf richten. (Aber keine Mahlzeit auslassen!) Versuchen Sie jedoch, Ihre Abendmahlzeit um etwa 20.00 Uhr zu beenden. Nach dem Abendessen bleibt die Küche geschlossen – keinen Mitternachtsimbiss! Wenn Sie diesen Ratschlägen folgen, werden Sie auch nicht mehr oder wenigstens nicht mehr so häufig mitten in der Nacht wegen Verdauungsbeschwerden oder Sodbrennen aufwachen.

Zwischenmahlzeiten: Kleine Snacks sind empfehlenswert. Gut dafür eignen sich die meisten Früchte – außer Wassermelonen, Ananas, Rosinen und Bananen, die alle einen hohen glykämischen Index haben. Für Menschen, die oft unter Verdauungsbeschwerden leiden, kann es hilfreich sein, eine halbe Stunde vor oder zwei Stunden nach einer Mahlzeit Früchte zu essen. Früchte werden vornehmlich im Dünndarm verdaut, und wenn man sie zusammen mit anderen festen Nahrungsmitteln isst, wird die Magenentleerung verzögert. Als Folge davon kann es zu Verdauungsstörungen (Sodbrennen) und oft zur Gasbildung (Blähungen) kommen.

Die meisten Früchte enthalten Fruktose und stimulieren nur etwa ein Drittel der Insulinausschüttung, die durch Glukose angeregt wird. Somit ist eine Frucht alleine als Zwischenmahlzeit sehr gut. In Kombination mit anderen Kohlenhydraten verliert sie den Vorteil der geringeren Insulinausschüttung, den sie als einzeln verzehrtes Lebensmittel hat. Fruchtsaft kann man vor einer Mahlzeit wie dem Frühstück trinken, da Flüssigkeiten schneller aus dem Magen gelangen als feste Nahrungsbestandteile, insbesondere wenn der Saft als Erstes getrunken wird.

Zum Essen wenig trinken: Während einer Mahlzeit sollte man nur wenig Flüssigkeit zu sich nehmen. Wer sein Essen hinunterspült, kaut die einzelnen Bissen meistens nicht genügend und zerlegt die Nahrung damit nicht in die für eine bessere Verdauung wichtigen kleinen Teile. Reichliche Flüssigkeitsaufnahme während einer Mahlzeit verdünnt außerdem die Verdauungssäfte, was ihre Fähigkeit zur optimalen Interaktion mit der Nahrung nicht nur im Mund, sondern auch im Magen verringert. Dies kann dazu führen, dass nur teilweise verdaute Nahrung in den Dünndarm gelangt und dort zu Krämpfen führt.

Viel trinken zwischen den Mahlzeiten: Trinken Sie außerhalb der Mahlzeiten, wann immer Sie möchten. Aber seien Sie bei der Auswahl vorsichtig! Die meisten Cola-Getränke und viele beliebte Sport-Drinks sind stark zuckerhaltig, und einige enthalten große Mengen Koffein. Auch mit schwarzem Tee oder koffeinhaltigem Kaffee können Sie schnell ein Übermaß an Koffein zu sich nehmen. Trinken Sie bevorzugt Wasser und koffeinfreie Getränke ohne Zuckerzusatz.

Viel Wasser trinken: Sie sollten sich ernsthaft bemühen, sechs bis acht Gläser (1,5 bis 2 Liter) Wasser pro Tag zu trinken. Dies ist gut für die reibungslose Funktion vieler Körperorgane, insbesondere der Nieren. Wenn Sie über den Tag verteilt Wasser trinken, wird auch Ihr Appetit auf etwas Essbares reduziert, was Sie wiederum bei der Kontrolle Ihres Gewichts unterstützt.

Wenig Alkohol: Unabhängig von den bekannten Folgen eines übermäßigen Alkoholgenusses bringen alkoholische Getränke noch ein anderes Problem mit sich. Nur wenn man Alkohol zusammen mit Nahrung zu sich nimmt, wird er langsamer absorbiert, verursacht eine geringere Insulinausschüttung und hat auch eine weniger berauschende Wirkung. Möchten Sie also Alkohol trinken, tun Sie das nur mit vollem Magen und nur in geringen Mengen. Machen Sie um Cocktails einen möglichst großen Bogen, denn sie enthalten fast immer sehr viel Zucker, genau wie Bier. Beides ist also im Rahmen einer gesunden Ernährung keinesfalls sinnvoll. Ein Schluck trockener (geringer Zuckergehalt) Rotwein dagegen ist ein akzeptables alkoholisches Getränk.

Getrennte Kost: Einige Diäten empfehlen, bestimmte Kohlenhydrate, wie etwa Nudeln und Reis, nicht mit Proteinen zu mischen. Man nimmt an, dass diese Mischung die Ausschüttung von konkurrierenden Verdauungsenzymen stimuliert. Wir glauben allerdings, dass das Problem nicht in der Kombination von Kohlenhydraten und Proteinen liegt, sondern eher an der Art der verzehrten Kohlenhydrate. Beispielsweise ist eine Mahlzeit aus mageren Fleischbällchen und Vollkorn-Spaghetti kein Problem.

Auswahl der Zutaten: Wie die Listen in Kapitel 2 (Abschnitt »Der glykämische Index wichtiger Nahrungsmittel«) zeigen, sind die meisten unraffinierten und unverarbeiteten Kohlenhydrate in vernünftigen Mengen akzeptabel. Naturgemäß ist Stärke in den meisten Formen schädlich – außer bei Süßkartoffeln, weil diese einen sehr hohen Anteil an Ballaststoffen haben. Sehr stärkehaltige Zutaten sollten weder alleine noch in Kombination mit anderen Nahrungsmitteln verzehrt werden. Also leider kein Fleisch mit Kartoffeln, außer mit Süßkartoffeln!

Einkaufen: Seien Sie beim Einkaufen wachsam! Selbst die besten Vorsätze können fehlschlagen, denn die Lebensmittelhersteller machen es uns mitunter schwer, gesund zu essen. Achten Sie bitte auf Folgendes:

- Frühstücksflocken sind überwiegend mit weißem oder braunem Zucker, Melasse, Maissirup oder Honig versetzt, obwohl man sie als »das Beste für Ihre Gesundheit« anpreist. Es ist tatsächlich schwierig, reine Naturkorn-Flocken zu bekommen. Aber man bekommt sie! Um sie ausfindig zu machen, müssen Sie allerdings meistens das Kleingedruckte auf der Verpackung studieren.

- In den meisten Saucen oder Dressings, die in Flaschen, Dosen oder andere Verpackungen abgefüllt werden, findet sich häufig eine beträchtliche Menge an zusätzlichem Zucker. Also genau auf die Zutatenliste schauen!
- Natürlich sind frische Gemüse das Gesündeste, gefolgt von den ohne Zuckerzusatz schockgefrorenen oder in Dosen und Gläsern abgefüllten Gemüsen.
- Vollkornbackwaren aller Art – von unterschiedlichsten Brotsorten über Brötchen bis hin zu Muffins – können Sie heutzutage in Bäckereien, vielen Supermärkten oder Naturkostläden bekommen. Aber Sie müssen darauf achten, dass unser alter Feind, der Zucker, nicht in der einen oder anderen Form zugegeben wurde.
- Alle mageren Fleischsorten (zum Beispiel vom Rind) sowie Fisch und Geflügel ohne Haut sind empfehlenswert, weil sie die wichtigen Proteine liefern.
- Weitere gute und gesunde Proteinlieferanten sind Eier, Käse und Nüsse.

Bitte daran denken: Sobald man anfängt, ernsthaft darauf zu achten, was man isst, stellt man schnell fest, wie viel Zucker tatsächlich in fast allem steckt, was man bisher gegessen hat. Wenn Sie ab jetzt Nahrungsmittel aussuchen und Ihre Mahlzeiten und Zwischenmahlzeiten planen, denken Sie immer daran, dass Sie auf Zucker und hochglykämische Kohlenhydrate achten müssen.

Merkzettel

Man kann es gar nicht oft genug sagen:
Zucker stimuliert die Insulinausschüttung, was den Stoffwechsel des Körpers veranlasst, Fett zu erzeugen und abzuspeichern. Im Gegensatz dazu stimulieren Proteine die Glukagonausschüttung, die genau das Gegenteil wie Insulin bewirkt. Glukagon veranlasst den Stoffwechsel, das Fett zu mobilisieren und in Glukose zurückzuverwandeln. Dies verringert die Fettreserven und den Taillenumfang.

Am besten ist eine Ernährungsweise, die eine übermäßige Insulinausschüttung verhindert und gleichzeitig die Glukagonausschüttung verstärkt. So werden Körperfett und Cholesterin ebenso reduziert wie die vielen gesundheitlichen Probleme, die durch sie entstehen.

Und: Es ist nicht unbedingt das Fett, das Sie essen, sondern das Fett, das sich aus Zucker umwandelt, das Ihre Erscheinung und Ihre Gesundheit ruiniert.

11

Das sollten Sie essen

Allmählich werden Sie Appetit auf die Dinge bekommen, die Sie wirklich gerne essen, von denen Sie aber bisher glaubten, dass Sie die lieber nicht verspeisen sollten. Welche Nahrungsmittel sollten wir verzehren? Stoffwechselprinzipien und Ernährungskonzepte liefern uns Erklärungen, aber die Grundlage bleibt stets die konkrete Auswahl der richtigen Nahrungsmittel. In diesem Kapitel möchten wir Ihnen Ratschläge und Beispiele geben, damit Ihnen diese Auswahl leicht fällt.

Was Sie aus Ihrem Speiseplan streichen sollten

Lassen Sie uns zuerst einen Blick auf einige wichtige Nahrungsmittel werfen, die Sie wahrscheinlich überraschen werden. »Kartoffeln sind für die Schweine, und Mais ist für das Vieh«, lautet ein französisches Sprichwort – und das aus gutem Grund. Sie machen diese Tiere fett, genauso wie sie uns dick machen. Kartoffeln, Rüben und viele andere Wurzelgemüse enthalten sehr viel Stärke, eine der Speicherformen von Glukose. Sobald diese Nahrungsmittel in unser Verdauungssystem gelangt sind, werden sie in reinen Zucker umgewandelt. Die Absorption geht sehr schnell, und die sich daraus ergebende Insulinausschüttung ist sehr hoch.

Wie viele von uns haben im Zuge einer Diät schon auf ein zartes, saftiges Steak verzichtet und stattdessen eine gebackene Kartoffel mit passendem Dressing gegessen? Aus Sicht des Zucker-Knacker-Ernährungskonzeptes war das keine gute Idee. Warum? Wenn man eine gebackene Kartoffel aushöhlt und die Schale mit Zucker füllt, würden Sie das dann auch noch essen? Sicherlich nicht! Aber das ist genau das, was Sie eigentlich tun, wenn Sie eine gebackene Kartoffel essen, denn die wird in Ihrem Magen rasant schnell in Zucker umgewandelt.

Hochgezüchteter Mais mit großen, fleischigen Körnern erzeugt die gleiche hohe und schnelle Insulinausschüttung. Der ursprüngliche Mais der Indianer verfügte über kleinere Körner und mehr Ballaststoffe, wodurch er deutlich langsamer absorbiert wurde und eine geringere Insulinausschüttung verursachte. Doch wo bekommt man den heute noch? Viele der amerikanischen Indianer erkrankten schwer an Diabetes, nachdem sie ihre Ernährungsweise geändert hatten und die moderne Zucht-Mais-Variante aßen. Dies war die Folge einer erheblich größeren Zuckermenge als der bisher gewohnten, verbunden mit der dazugehörigen erhöhten Insulinausschüttung.

Sie können also auf die Negativliste, auf der schon raffinierter Zucker und verarbeitete Getreideprodukte (insbesondere weißes Brot und weißer Reis) stehen, nun auch Kartoffeln, Rüben und Mais setzen.

Die empfehlenswerten Nahrungsmittel

Die Liste der empfehlenswerten Nahrungsmittel ist glücklicherweise recht umfangreich. Schauen Sie sich im Folgenden an, was Sie alles essen und genießen dürfen und was Sie vermeiden sollten.

Faustregel: Lesen Sie bei allen verpackten oder in Behältern (Dosen, Flaschen usw.) abgefüllten Lebensmitteln die Zutatenliste. Manchmal wird Zucker zugesetzt, wo man ihn als Laie gar nicht erwartet. Saucen aller Art, Dips und auch fast alle handelsüblichen Salatdressings enthalten Zucker in einer oder mehreren Formen.

Noch mal zur Erinnerung: Obwohl der glykämische Index für Kohlenhydrate mittel oder niedrig ist, können Sie nicht drei oder vier Portionen Bohnen, Süßkartoffeln oder Ähnliches während einer Mahlzeit zu sich nehmen, ohne dabei an Gewicht zuzunehmen oder es zu behalten!

Was Sie alles essen dürfen

Fleisch

Ente*
Fasan
Fisch
Gans*
Huhn*
Kalb
Kaninchen
Krustentiere
Lamm*
Pute*
Rebhuhn
Reh/Hirsch
Rindfleisch, mager*
Schwein*
Wachtel

* Fett und/oder Haut entfernt

Gemüse

Artischocken
Auberginen
Blumenkohl
Bohnen
Brokkoli
Brunnenkresse
Erbsen
Gärtnergurken
Kohl
Kopfsalat
Kürbis
Linsen
Okraschoten
Paksoi
Palmenherzen
Paprika
Pilze
Radieschen
Rosenkohl
Salatgurken
Sellerie
Spargel
Spinat
Staudensellerie
Süßkartoffeln
Tomaten
Zucchini
Zwiebeln

Obst

Äpfel
Apfelsinen
Aprikosen
Avocados
Beeren
Birnen
Datteln
Grapefruit
Honigmelone
Kirschen
Kiwis
Limonen
Mandarinen
Mangos
Netzmelonen
Pfirsiche
Pflaumen
Satsumas
Weintrauben
Zitronen

Eier und Milchprodukte

Butter
Eier
Joghurt
Käse
Milch
Sahne

Vollkornprodukte

Frühstücksflocken/Müsli (ohne Dextrose, Maltose, Honig, Melasse, braunen Zucker, Haushaltszucker oder Maissirup)
Getreide (naturbelassen!)
Haferkleie
Hafermehl
Naturreis (brauner Reis)
Vollkornbrote
Vollkornnudeln
Weizenkleie

Verschiedenes

Cola mit Süßstoff*
Erdnussbutter, ohne Zuckerzusatz
Fruchtgelee, ohne Zuckerzusatz
Fruchtsäfte, ohne Zuckerzusatz (separat getrunken)
Gewürze
Kaffee*
Knoblauch
Nüsse
Olivenöl
Schokolade (60 % oder mehr Kakaoanteil)
Tabasco
Tee

* Die meisten Menschen sollten nicht mehr als zwei oder drei koffeinhaltige Getränke pro Tag zu sich nehmen. Koffein verstärkt Herz-Kreislauf-Störungen, hohen Blutdruck, Magensäure-Ausschüttung und den Appetit. Aber ein plötzlicher Verzicht auf Koffein kann zu zeitweiligen Entzugserscheinungen wie Kopfschmerzen und Gereiztheit führen.

Was Sie nicht essen sollten

Essen Sie nicht	*Essen Sie stattdessen*
Kartoffeln	gegrillte Tomaten mit Käse, Süßkartoffeln, Pilze, Linsen oder Bohnen
Weißen Reis	Braunen Reis (Naturreis)
Mais (inkl. Popcorn, Maisbrot und Maismehl)	Okraschoten, Erbsen, Spargel oder Eierkürbis
Karotten/Möhren	Brokkoli oder Sellerie
Rüben	Palmenherzen oder Artischocken
Weißes Brot	Vollkornbrote ohne Zuckerzusatz und Vollkornnudeln
Raffinierten Zucker jeder Art	Süßstoffe, Fruktose
Andere verarbeitete, weiße Produkte wie Kekse, Kuchen usw.	Joghurt ohne Zucker, Eiscreme ohne Zucker – gelegentlich

12

Vorräte, die Ihrer Figur gut tun

Bevor Sie voll in die Zucker-Knacker-Ernährungsweise eintauchen, inspizieren Sie am besten erst einmal gründlich Kühlschrank, Gefrierschrank und Vorratsschränke. Räumen Sie alles weg, was nicht in Ihre neue Ernährungsweise passt. Neben den Nahrungsmitteln, die im vorhergehenden Kapitel genannt sind, denken Sie auch an solche Dinge wie Schokolade, Bonbons und andere Süßigkeiten. Forsten Sie auch Ihren Bestand an Saucen, Dips und Ähnlichem durch. Nehmen Sie sich Zeit dazu, und lesen Sie in Ruhe die leider winzig gedruckten Zutatenlisten.

Die Nahrungsmittel, die wir im Folgenden aufführen, finden eigentlich in jeder Küche oder Wohnung Platz. Auch wenn Sie nicht täglich kochen, sollten Sie auf ein gewisses Maß an Vorrat nicht verzichten, damit Sie nicht kurz vor Ladenschluss dann doch in der Eile nach den falschen Produkten greifen.

Für den Vorratsschrank

Achten Sie bei Fertigprodukten darauf, dass sie keinen Zucker enthalten. Übrigens: Essig senkt den glykämischen Index einer Mahlzeit.

Apfelessig
Brauner Reis (Naturreis)
Fischkonserven (Thunfisch, Lachs, Sardinen)
Gemüsekonserven (Bohnen, Erbsen usw.)
Grüner Tee
Kaffee
Kidney-Bohnen
Knoblauch
Macadamianüsse
Mandeln
Mayonnaise, fettarm
Olivenöl
Pastasaucen

Pekannüsse
Pfeffersauce
Pinto-Bohnen
Roggenmehl, steingemahlen
Salatdressing, fertig
Salsa
Schwarze Bohnen
Senf
Sojasauce
Süßkartoffeln
Süßstoff
Tabasco
Tee
Tomaten in jeder Form
Vollkornmehl
Vollkornnudeln, Pastasorten nach Belieben
Walnüsse
Weiße Bohnen
Weißweinessig
Weizenmehl, steingemahlen
Worchestersauce
Zwiebeln

Für den Kühlschrank

Bei den Milchprodukten sollten Sie sich nach Möglichkeit für die fettarme Version entscheiden.

Blattsalat, Sorte nach Belieben
Butter
Eier
Frischkäse
Joghurt, ohne Zuckerzusatz
Milch
Schlagrahm

Für das Gefriergerät

Ein Gefriergerät ist für eine gesunde Ernährung eine wertvolle Planungshilfe und Arbeitserleichterung. Wenn Sie regelmäßig kochen, sollten Sie die Saisonangebote nutzen. Hier ein paar Beispiele, was aus Zucker-Knacker-Sicht sinnvoll ist.

Blumenkohl
Brokkoli
Eiscreme, ohne Zucker
Erbsen
Fisch, portioniert
Fleisch, mager, portioniert
Geflügel
Grüne Bohnen
Spinat

Obst

Je nach Saison frisch oder wenn möglich eingefroren.

Äpfel
Bananen (grün!)
Birnen
Brombeeren
Erdbeeren
Himbeeren
Honigmelonen
Orangen
Pfirsiche
Pflaumen

13

Das Zucker-Knacker-Konzept hilft bei Diabetes

Jeder sollte dieses Kapitel lesen, nicht nur Diabetiker. Wahrscheinlich hat jeder in seinem Bekannten- und Verwandtenkreis jemanden, der unter Diabetes leidet. Es wäre eine gute Idee, mit den vom Diabetes Betroffenen über das Zucker-Knacker-Ernährungskonzept zu sprechen. Sie als Leserin oder Leser dieses Buches können Diabetikern einige faszinierende Dinge erzählen, die ihnen helfen, ihren Blutzuckerspiegel günstig zu beeinflussen.

Früherkennung, Diabetes und Ernährung

Ärzte und die Vertreter der Diabetes-Gesellschaften machen sich seit Jahren für die Früherkennung von Diabetes stark. Warnungen, diese Krankheit nicht auf die leichte Schulter zu nehmen, dringen leider nur langsam in das Bewusstsein der Bevölkerung. Dabei stehen inzwischen zwei Fakten fest: Bei an sich gesunden Menschen mit einem überhöhten Blutzuckerspiegel kann sich innerhalb der nächsten Jahre ein Diabetes entwickeln. Und eine gesunde Ernährung (in Verbindung mit ausreichender Bewegung), die – wie das Zucker-Knacker-Ernährungskonzept – auch den Insulinhaushalt des Körpers berücksichtigt, zählt zu den besten Vorbeugemaßnahmen gegen Diabetes. Allein das ist Grund genug, um dieses Kapitel aufmerksam zu lesen, denn immerhin werden immer noch 40 bis 60 Prozent der Diabetes-Erkrankungen nur per Zufall entdeckt, weil sich so viele Menschen überhaupt keine Gedanken über diese weit verbreitete Krankheit machen. Risikofaktoren, die auf der Hand liegen, wie Diabetesfälle in der engsten Verwandtschaft (Eltern, Geschwister) oder Übergewicht, werden einfach ignoriert. Sogar nach der Diagnose eines Diabetes Typ II nehmen viele Betroffene diese Erkrankung nicht sonderlich ernst: »Ach, das ist doch nur harmloser Alterszucker.«

Lassen Sie die Appelle der Fachleute, die wirklich wissen, wovon sie reden, nicht ungehört verhallen, denn: »Bei 30 bis 50 Prozent der Patienten, die ein Vorstadium von Diabetes entwickelt haben, lässt sich ein Voranschreiten der Krankheit verhindern«, sagen die Diabetes-Spezialisten.

Und falls Sie bereits zu den Betroffenen gehören, nutzen Sie die Chancen, die Ihnen eine gesunde Ernährung bietet. Ob gesund, gefährdet oder krank – sie hilft Ihnen auf alle Fälle, Ihre Gesundheit zu schützen, einem Diabetes vorzubeugen oder bei Erkrankung die Situation – Ihre Lebensqualität – deutlich zu verbessern.

Diabetes-Typen: Man unterscheidet zwischen insulinabhängig, Diabetes Typ I genannt, und nichtinsulinabhängig, Diabetes Typ II genannt. Allerdings werden viele Typ-II-Diabetiker letztendlich doch abhängig von Tabletten oder Insulininjektionen, um ihren Blutzuckerspiegel zu kontrollieren. Eine weitere, weniger häufige Diabetes-Form tritt während der Schwangerschaft auf und wird deswegen *Schwangerschaftsdiabetes* genannt.

Wie die richtige Ernährung beim Diabetes Typ II helfen kann

Über 90 Prozent der Diabetiker leiden unter Diabetes Typ II. Typ-I-Diabetiker sind meistens jünger, dünner und benötigen Insulininjektionen. Typ-II-Diabetiker sind typischerweise älter (über 40), dick und können erst einmal allein durch eine Diät oder durch Diät und Tabletten behandelt werden. Die Ernährung ist nach wie vor die wichtigste Therapie bei allen Diabetes-Typen. Beim Zucker-Knacker-Ernährungskonzept handelt es sich um eine Ernährungsweise, die für alle Diabetiker besonders effektiv ist.

Es war uns von Anfang an klar, dass die in diesem Buch beschriebene Ernährungsweise Diabetikern großen Nutzen bringen würde. Die Reaktionen derjenigen, die dem Zucker-Knacker-Lebensstil gefolgt sind, haben unsere Erwartungen übertroffen. Viele, die auf dem besten Weg zu einem Diabetes Typ II waren, konnten ihren Blutglukosespiegel (Zucker) auf ein normales Maß von 90 bis 110 Milligramm pro Deziliter senken. Und es gab sogar einige Insulin injizierende Typ-II-Diabetiker, bei denen sich die Erkrankung so weit gebessert hat, dass sie Injektionen nicht mehr benötigen.

Die folgende Geschichte ist ein typisches Beispiel dafür, wie diese Ernährungsweise einem Fast-Diabetiker helfen kann. Joe Canizaro, prominenter Bauunternehmer in New Orleans, hat seine Erfahrungen mit *Zucker-Knacker* publik gemacht. Joe erzählte:

»Ich war bei der jährlichen Kontrolluntersuchung, und nachdem alle üblichen Tests beendet waren, sagte mein Arzt: ›Joe, was zum Teufel haben Sie getan?‹ ›Ich weiß nicht, Doktor, was stimmt denn nicht mit mir?‹ Der Arzt sagte: ›Nichts! Ich predige Ihnen seit sechs Jahren, dass Sie fast ein Diabe-

tiker sind, aber dieses Mal sind Ihre Blutzuckerwerte normal.‹ Und Joe antwortete: »*Nun, ich folge einem neuen Ernährungskonzept, über das ich in einem Buch namens Zucker-Knacker gelesen habe.*«

Ein gutes Beispiel für den Erfolg, den ein Typ-II-Diabetiker erzielen kann, der Tabletten gegen den Diabetes nehmen musste, ist Dr. John Crisp, Dekan des Fachbereichs Maschinenbau an der Universität von New Orleans. Dr. Crisp bekam vom Universitätspräsidenten Dr. Gregory O'Brien ein Exemplar von *Zucker-Knacker* geschenkt, da dieser sich Sorgen um Johns Gesundheit machte. Nachdem Dr. Crisp der Zucker-Knacker-Ernährungsweise folgte, kam er ohne Medikamente aus, und er fand, dass seine Lebensqualität sich entscheidend verbessert hatte.

Nun möchten wir Ihnen noch von den Erfahrungen berichten, die Jerry Crowder machte, ein pensionierter, ehemals leitender Angestellter aus Houston, Texas. Jerry war 72 Jahre alt, übergewichtig und Voll-Diabetiker. Wir gaben Jerry einen Monat vor dem Erscheinen eine Kopie unseres Buchmanuskriptes, da wir wussten, dass er Diabetiker ist und unsere Ernährungsweise ihm gut tun würde. Zwei Monate später traf einer der Autoren Jerry und begrüßte ihn mit der Standardfloskel: »Hallo, wie geht's?« Jerry antwortete freudestrahlend, er habe 15 Kilogramm abgenommen, aber was ihm am allerbesten an unserer »Diät« gefalle, sei die Tatsache, dass er kein Insulin mehr brauche! Sein Arzt hatte zu ihm gesagt: »Jerry, dein Blutglukosewert lag bei 240, als wir mit den Insulininjektionen begannen. Nun ist er auf 128 gesunken, und du bist nur noch ein Fast-Diabetiker und brauchst diese Injektionen nicht mehr.« Jerry erzählte unserem Autor, dass er jetzt abends ein oder zwei Gläser Wein trinken kann, ohne seinen Blutzuckerspiegel stark zu erhöhen.

Das sind Erfolgsgeschichten! Was bedeutet das für Jerry

und alle, die ähnliche Ergebnisse wie Jerry erzielen könnten? Sobald Diabetiker (das heißt die meisten, wenn nicht vielleicht sogar alle Insulinresistenten) ihren Blutzucker auf einem normalen Maß halten können und sich so ernähren, dass nur sehr wenig Insulin ausgeschüttet werden muss, können sie den Prozess günstig beeinflussen, der für die Verschlechterung ihrer Augen, Nieren, Nerven und ihres Kreislaufsystems verantwortlich ist. Dieses Ziel können Diabetiker erreichen, indem sie sich auf eine Art und Weise ernähren, die keinen Bedarf an großen Mengen Insulin erzeugt. Dies ist eine der wichtigsten Botschaften, die dieses Buch vermittelt. Wobei natürlich ein diagnostizierter Diabetiker nichts im Alleingang unternimmt, sondern seinen Arzt zu Rate zieht!

Warum ist die Zucker-Knacker-Ernährungsweise so effektiv für Diabetiker?

Entweder produziert die Bauchspeicheldrüse eines Diabetikers nicht die richtige Menge Insulin, oder sein Körper reagiert nicht in angemessener Weise auf das Insulin. Meistens ist eine Insulinresistenz das Problem. Insulinresistenz bedeutet, dass der Körper mehr Insulin benötigt, um den Blutzuckerspiegel in einem normalen Bereich zu halten, als der Körper einer gesunden Person, die genau die gleiche Mahlzeit zu sich genommen hat. Bei Diabetikern, die nach der Zucker-Knacker-Ernährungsweise leben, ist es weniger wahrscheinlich, dass ihre Werte außer Kontrolle geraten, als wenn sie eine beliebige Diabetiker-Diät befolgen würden.

Diabetiker leiden häufig unter Schäden an den Nieren, Augen, Nerven und dem Kreislaufsystem. Dies kann zu verringerter Blutzirkulation und schließlich zum Verlust von Extremitäten führen. Insulininjektionen sollen zwar die erhöhte Glukose beim Diabetes Typ II kontrollieren, sind aber mitunter ineffizient. Das injizierte Insulin wird in bestimmten Mengen gespritzt, die häufig nicht genau mit den Anforderungen übereinstimmen, die durch den Verzehr von verschiedenen Mengen unterschiedlicher Nahrungsmittel ausgelöst werden. Eine gut funktionierende Bauchspeicheldrüse im Körper, die das Insulin normalerweise produziert, gibt das Insulin in exakt der benötigten Menge zum genau richtigen Zeitpunkt in den Blutstrom ab. Diese Präzision ist mit Instrumenten, die das Insulin »mechanisch« abgeben, nicht zu erreichen. Ein Diabetiker sollte also nichts essen, was einen großen Insulinbedarf zur Folge hat.

Die schlimmsten Schädigungen treten meistens bei Diabetikern auf, deren Blutzuckerspiegel stark aus der Balance geraten ist und bleibt. Eine Ernährung, die wenig raffinierten Zucker und wenig Produkte aus verarbeitetem Korn enthält, erzeugt erst gar keinen starken Anstieg im Blutzucker, sodass auch das Risiko einer Organschädigung nicht mehr so hoch ist. Diabetes ist eine weit verbreitete Krankheit. Jedes Jahr werden mehr Fälle von Diabetes diagnostiziert, und der Prozentsatz an Diabetikern in der Bevölkerung steigt. Während im Jahr 1900 der Diabetes noch kaum eine Rolle spielt, zählt er im Jahr 2000 zu den so genannten Volkskrankheiten. Diabetes ist inzwischen ein weltweites Phänomen – und Problem. Und der selbstverständliche Verzehr von raffiniertem Zucker ist ein weltweites Phänomen. Weltweit leiden über 100 Millionen Menschen an Diabetes, und diese Zahl wird bis 2015 auf 250 Millionen ansteigen.

Das Auftreten von Diabetes erhöht sich für alle Gruppen mit steigendem Alter und mit Zunahme der Fettleibigkeit (siehe nachfolgende Abbildung, Seite 114). Die Pima-Indianer im Südwesten der USA haben den größten Prozentsatz an Diabetikern auf der ganzen Welt (Knowles et al., 1990). Die Diabetesrate unter den Pima-Indianern stieg auf 50 Prozent, nachdem die traditionellen kleinkörnigen, ballaststoffreichen Maiskolben durch großkernigen, hybridisierten Mais ersetzt worden waren. Der glykämische Index vieler traditioneller Nahrungsmittel der Pima-Indianer war gering im Vergleich zu den hybridisierten, hochraffinierten Kohlenhydraten, und ihr Stoffwechselsystem konnte die erhöhte Zuckerzufuhr nicht effizient verarbeiten (Miller, 1996).

***Wichtige Warnung:** Wenn Sie Insulin oder ein anderes Medikament gegen Diabetes einnehmen und die Zucker-Knacker-Ernährungsweise ausprobieren möchten, sprechen Sie unbedingt mit Ihrem Arzt darüber. Änderungen der Dosis von Medikamenten oder des Insulins dürfen in keinem Fall ohne die Absprache mit dem Arzt erfolgen!*

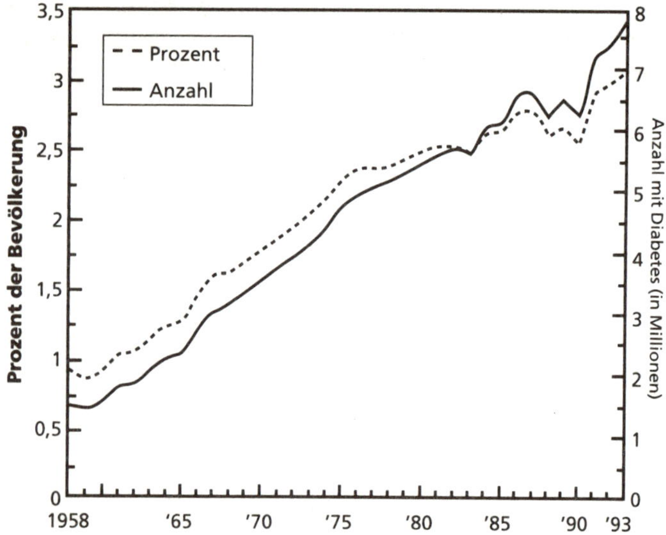

Ansteigende Fallzahl von diagnostiziertem Diabetes in den USA
Quelle: Nachdruck mit Genehmigung von »Diabetes 1996: Vital Statistics«, 1996 *American Diabetic Association, Inc.*

Wie die richtige Ernährung beim Diabetes Typ I helfen kann

Wie sieht es mit den Typ-I-Diabetikern aus, den meist jungen Menschen, deren Körper nicht genügend Insulin produziert? Funktioniert dieses Ernährungskonzept auch bei ihnen? Ja, tut es! Wenn gar nicht erst durch den Verzehr von Mahlzeiten mit reichlich raffinierten oder verarbeiteten Kohlenhydraten (Zucker) ein starker Insulinbedarf entsteht, dann benötigen Typ-I-Diabetiker nicht so viel Insulin, um den Blutzuckerspiegel auf dem normalen Maß zu halten. Ein Typ-I-Diabetiker wird immer eine bestimmte Insulindosis benötigen, aber wie bereits gesagt, ist diese Ernährungsweise einem geringeren durchschnittlichen Insulinbedarf förderlich, und das ist mit Sicherheit gesünder. Denken Sie daran, dass unser Körper nicht für eine Ernährung entwickelt wurde, die einen Bedarf an hohen Insulinwerten erzeugt.

Wissenswertes zum Schwangerschaftsdiabetes

Wir haben bereits den Schwangerschaftsdiabetes erwähnt. Obwohl diese Form nur temporär auftritt, weist sie doch auf eine Anfälligkeit für Diabetes Typ II hin. Mit der Zeit entwickeln 50 bis 70 Prozent der Schwangerschaftsdiabetikerinnen einen Typ-II-Diabetes. Von diesen bekommen jene, die vor oder nach der Schwangerschaft dick sind, eher Diabetes als die schlanken. Ein unbehandelter Schwangerschaftsdiabetes hat starken Einfluss auf die Mutter und das Ungeborene. (Schwangere in Deutschland sollten alle Untersuchungstermine im Mutterpass wahrnehmen, um eine frühzeitige Diagnose und ggf. Behandlung eines Schwangerschaftsdiabetes sicherzustellen. Anm. d. Red.)

Die Zusammenhänge zwischen Zucker, Übergewicht und Diabetes

Wie dargestellt, gibt es raffinierten Zucker noch gar nicht so lange, ebenso wenig wie hybridisierte Gemüse oder intensiv bearbeitete Getreideprodukte wie weißes Mehl, die alle einen viel geringeren Ballaststoffanteil haben und einen erheblich höheren glykämischen Index aufweisen. Nach den Statistiken des US-amerikanischen Landwirtschaftsministeriums verzehren Amerikaner durchschnittlich etwa 70 Kilogramm raffinierten Zucker pro Person und Jahr (das sind mehr als 50 Teelöffel Zucker pro Person und Tag!). In Deutschland sieht es ebenfalls schlimm aus, da liegt der durchschnittliche Verbrauch bei 35 Kilogramm. Berücksichtigt man dazu noch die großen Mengen ballaststoffarmer und hochglykämischer Kohlenhydrate, die man im Allgemeinen zu sich nimmt, ergibt sich daraus die Glukose-Überdosis, die viele Leute ihrem für diese Anforderungen völlig unzureichend konzipierten Verdauungssystem antun.

Kann Zuckerkonsum (Kohlenhydrate) Diabetes auslösen oder verstärken? Diabetes wird mit Sicherheit verstärkt, und neuere Statistiken legen den Verdacht nahe, dass exzessiver Zuckerkonsum Diabetes entweder direkt oder indirekt verursacht oder zumindest die Entwicklung eines Diabetes beschleunigt, da dadurch so viele Leute fettleibig und/oder insulinresistent werden. Man kann also ganz allgemein sagen, dass die ansteigende Zahl der Diabetiker mit dem angestiegenen Zuckerkonsum in Zusammenhang steht.

Weil ein größerer Anteil an dicken Menschen Diabetes bekommt und heutzutage mehr Leute zu dick sind, ist es also kein Wunder, dass die Zahl der Diabetiker gravierend zunimmt.

Welche anderen Produkte konsumieren wir in so stark ansteigenden Mengen wie Zucker? Cola? Kaffee? Nun, Cola enthält von jeher riesige Mengen Zucker, so dass der Konsum einer normalen Cola eigentlich nur ein gesteigerter Zuckerkonsum ist.

Kann man wirklich annehmen, dass Kaffee zu Diabetes oder Fettleibigkeit führt? Wohl kaum. Kaffee ist kein Problem, solange Sie keine großen Mengen Zucker hineingeben.

Seit den 1960er Jahren ist die Fettleibigkeitsrate genauso dramatisch gestiegen wie die Zahl der Diabetes-Erkrankungen. Ist da der Zusammenhang zwischen Zuckerkonsum, hochglykämischer Nahrung, Übergewicht beziehungsweise Fettleibigkeit und Diabetes nicht so offensichtlich, dass sie jedermann einfach sehen muss? Wie viel deutlicher muss dieser Zusammenhang denn noch werden?

Auch physiologisch macht dieser Zusammenhang durchaus Sinn. Die meisten Diabetiker waren dick, bevor sie Diabetes bekamen. Kein Wunder, wenn die meisten Zucker und Kohlenhydrate nach dem Verzehr in Fett umgewandelt werden. Ein Teil der Glukose wird in Glykogen umgewandelt, um den aktuellen Energiebedarf zu bedienen. Die Fähigkeit des Körpers, Glykogen zu halten oder zu speichern, ist auf wenige hundert Gramm beschränkt. Die Glukose, die nicht sofort verbraucht oder in Glykogen verwandelt wird, wird in Fett umgewandelt. Der Körper kann Tausende Gramm Fett anlagern. Dies sind keine ernährungswissenschaftlichen Theorien, sondern physiologische Tatsachen. Wir können den in Fett umgewandelten Zucker sehr gut an uns selbst und unseren Freunden sehen! Wenn wir nicht so viel raffinierten Zucker und hochglykämische Kohlenhydrate verzehren würden, hätte der Großteil der Bevölkerung diese Probleme nicht!

Wichtig: Wir möchten nochmals betonen, dass Diabetiker aufgrund ihrer besonderen Insulinanforderungen nicht ohne ärztlichen Rat plötzlich auf eine neue Ernährungsweise umsteigen dürfen. Leider stehen auf den Lehrplänen in den medizinischen Fakultäten nicht sehr viele Veranstaltungen über Ernährung und Diätetik. Bitten Sie Ihren Arzt, dieses Buch kritisch zu lesen, die Schlussfolgerungen mit Fakten aus anderen medizinischen Fachbüchern zu vergleichen, um zu sehen, ob er nicht zu ähnlichen Ergebnissen kommt wie wir mit unserem Zucker-Knacker-Ernährungskonzept.

Fazit: Im Durchschnitt hohe Insulinwerte begünstigen oder beschleunigen Fettleibigkeit, Bluthochdruck und Herzerkrankungen. Fragen Sie Ihren Arzt, warum so viele Ernährungs-»Experten« immer noch eine kohlenhydrathaltige Ernährung empfehlen, die dazu führt, dass der Körper noch mehr Insulin benötigt.

Die Erfolgsgeschichten waren sehr ermutigend. Es gibt echte Hilfe sowohl für den Fast- als auch für den echten Diabetiker. Wir prophezeien voller Überzeugung, dass die in diesem Buch vorgestellte Ernährungsweise, die der Ernährung unserer Vorfahren wieder viel näher ist, schließlich die aktuellen, dick machenden Essgewohnheiten ablösen wird.

14

Hypoglykämie

Hypoglykämie ist ein weit verbreitetes Gesundheitsproblem. Mit *Hypoglykämie* bezeichnet man einen niedrigen Blutzuckerspiegel, meistens unter 50 mg/dl bei Erwachsenen. Ein Blutzuckerspiegel unter 40 mg/dl ist oft behandlungsbedürftig. Man muss kein Diabetiker sein, um darunter zu leiden. Hypoglykämie ist häufig die Ursache für die Mittagsflaute, die viele von uns ein paar Stunden nach dem Mittagessen erleben. Meistens hat man eine zuckerhaltige oder hochglykämische, kohlenhydratreiche Mahlzeit verzehrt, die den Blutzuckerspiegel hochjagt und so für einen starken Insulinschub sorgt. Aber wenn das Insulin seine Wirkung tut und der Blutzucker sinkt, fällt er oft unter die Normalwerte ab, auf einen niedrigen Blutzuckerspiegel.

Symptome: Die Anzeichen einer Hypoglykämie reichen von Lethargie bis zum gierigen Hungergefühl. Die erste Reaktion ist meistens der Wunsch, etwas zu essen, häufig wieder hochglykämische Kohlenhydrate, die den Blutzuckerspiegel anheben und dazu führen, dass man sich kurzfristig besser fühlt. Das führt schließlich dazu, dass der Blutzucker- und Insulinspiegel ständig auf und ab pendelt, was definitiv ungesund ist und durch vernünftige Ernährung vermieden werden kann. Es gibt eine ganze Reihe unangenehmer Begleiterscheinungen, zum Beispiel Unwohlsein, beschleunigter Puls, Blässe, Schwindelgefühl, Müdigkeit, Schlafstörungen, Kopfschmerzen und Konzentrationsstörungen.

Hypoglykämie-Formen: Es gibt drei Arten von Hypoglykämie, nämlich

- iatrogen (als Zustand nach einem operativen Eingriff in das Magen-Darm-System);
- spontan (bedingt durch Tumore in der Bauchspeicheldrüse);
- reaktiv (wie im Absatz zuvor beschrieben) – das ist die häufigste Form.

Auslöser: Insulin und oral einzunehmende hypoglykämische Mittel sind die häufigsten medikamentösen Auslöser für Hypoglykämie.

Behandlung: Menschen mit deutlichen Hypoglykämie-Symptomen sollten auf jeden Fall ihren Arzt aufsuchen. In den meisten Fällen aber ist die Hypoglykämie schlicht die Folge einer Mahlzeit mit hochglykämischen Kohlenhydraten. Sie können die Symptome eines niedrigen Blutzuckerspiegels einfach vermeiden, indem Sie dem *Zucker-Knacker-Lebensstil* folgen. Und denken Sie einmal daran, wie viel leistungsstärker Sie bei der Arbeit und auch in Ihrer Freizeit sein werden.

15

Ernährung und das Herz-Kreislauf-System

Die meisten von uns folgen aus ein oder zwei Gründen einer bestimmten Ernährungsweise: um unser Aussehen zu verbessern oder um das Herz-Kreislauf-System zu entlasten. Was das Aussehen angeht, so wird heutzutage sowohl von Männern als auch Frauen eine schlanke Erscheinung für attraktiver gehalten. Die meisten von uns haben schon einmal (mit oder ohne Erfolg) versucht, vor dem Urlaub oder einem anderen besonderen Ereignis noch schnell ein paar Pfund loszuwerden.

Zum Glück hat aber auch die Bedeutung von Ernährungsweisen zur Verbesserung der Gesundheit zugenommen. Das Herz-Kreislauf-System ist häufig das Ziel dieser Bemühungen. Deswegen möchten wir die Wichtigkeit des Herz-Kreislauf-Systems und den Einfluss der Ernährung darauf etwas genauer vorstellen.

Wissenswertes über unser Herz-Kreislauf-System

Erkrankungen des Herz-Kreislauf-Systems, insbesondere Herzinfarkt, Bluthochdruck und Schlaganfall, sind die häufigsten Todesursachen in den Industrieländern, und in den nächsten zehn Jahren werden Erkrankungen der Koronararterien und Schlaganfälle auch die häufigsten Todesursachen in den meisten Entwicklungsländern sein.

Herzinfarkt, Schlaganfall und häufig auch Bluthochdruck sind die Folge einer Degeneration der Arterien durch einen Prozess, den man Arteriosklerose oder einfach Arterienverkalkung nennt. Dieser Prozess ist ein normales Alterungsphänomen. Mit jedem Tag, den wir älter werden, altern auch unsere Arterien. Die glatte innere Auskleidung, *Tunica intima* genannt, bekommt Risse, wenn die mittlere elastische, muskulöse Schicht sich nicht mehr vollständig zusammenziehen kann, nachdem ein Pulsschlag das Gefäß gedehnt hat. In diesen Rissen setzen sich Blutplättchen, Fibrin, Kalzium, Cholesterin und Fett ab und bilden ein Atherom, auch *Plaque* genannt.

Die ständige Belastung der Arterienwand und die fortschreitende Zerfurchung der Tunica intima führen zu Turbulenzen im Blutstrom, wodurch noch mehr Material angelagert wird, bis die Arterie schließlich deutlich verengt ist und nur noch ein reduzierter Blutfluss zu der entsprechenden Körperregion stattfindet. Zu diesem Zeitpunkt ist dieser Prozess zu einer Krankheit geworden, denn nun kommt es zu Problemen.

Schützen Sie Ihr Herz!

Ärzten wird häufig die Frage gestellt: »Was kann ich tun, um Arteriosklerose zu vermeiden?« Die brutale Antwort ist einfach: »Leben Sie nicht so lange.« Aber den meisten Patienten gefällt diese Alternative verständlicherweise überhaupt nicht. Es gibt allerdings einige Faktoren, die einen Menschen für vorzeitige oder frühe Arteriosklerose und damit für Herz-Kreislauf-Erkrankungen empfänglich machen. Es ist wichtig, sich seiner persönlichen Risikofaktoren bewusst zu sein und entsprechend zu planen. Einige können wir beeinflussen, andere nicht. Aber schon das Wissen um die Risikofaktoren ist meistens sehr hilfreich, um uns bei der Verbesserung unserer Herz-Kreislauf-Gesundheit zu unterstützen.

Risikofaktoren

Früher ging man davon aus, dass drei Hauptfaktoren für eine frühe oder vorzeitige Entwicklung von Arteriosklerose verantwortlich seien: erhöhter Cholesterinspiegel, erhöhter Blutdruck und Rauchen. Inzwischen wissen wir aber, dass noch viel mehr Faktoren diesen Prozess entscheidend beeinflussen. Dazu gehören zum Beispiel Vererbung, Diabetes, Geschlecht, Alter, Fettleibigkeit, sitzende Lebensweise, Ernährungsgewohnheiten und Zuckerkonsum.

Risikofaktoren für arteriosklerotische Herz-Kreislauf-Erkrankungen

Vererbung	Erhöhte Triglyzeride*
Rauchen	Fettleibigkeit*
Hoher Blutdruck*	Stress*
Diabetes*	Zucker*
Erhöhter Cholesterinspiegel*	

* Risikofaktoren, die durch den *Zucker-Knacker*-Lebensstil günstig beeinflusst werden können.

Faktor Vererbung: Genetische Faktoren tragen zur Empfänglichkeit für oder Resistenz gegen Herz-Kreislauf-Erkrankungen des Einzelnen bei. Außerdem ist auch ein großer Teil der Empfänglichkeit für oder die Resistenz gegen die Ernährungsfaktoren genetisch bestimmt. Menschen, bei denen arteriosklerotische Herz-Kreislauf-Erkrankungen in der Familie liegen, sollten sich der anderen Faktoren besonders bewusst sein, damit sie ihren Lebensstil ändern und die negativen Einflüsse auf ihr Herz-Kreislauf-System minimieren können.

Faktor Rauchen: Das ist ein Faktor, den wir alle kontrollieren können. Tabakgenuss in allen Formen fördert die Entwicklung von Arteriosklerose aufgrund verschiedener Mechanismen. Das Nikotin im Tabak führt dazu, dass die Blutgefäße sich zusammenziehen und so weniger Blut durchfließen kann und die Belastung des Herzens erhöht wird. Raucher haben geringere Plasma-Antioxidans-Werte. Wir nehmen an, dass sie dadurch anfälliger für frühe Plaque-Bildung an den Arterienwänden sind. Die günstigen Effekte vieler eigentlich erfolgreicher Operationen bei Arteriosklerose, wie beispielsweise Bypässe, gehen auf über die Hälfte zurück, wenn die Patienten weiterrauchen.

Faktor Diabetes: Diabetes mellitus wird schon lange mit früher, diffuser und oft zum vorzeitigen Tod führender Arteriosklerose in Zusammenhang gebracht. Allerdings sind die am häufigsten hiervon betroffenen Diabetiker die 85 Prozent, die insulinresistent sind. Diese Menschen brauchen immer höhere Plasma-Insulin-Werte, um das gleiche Ergebnis bei der Regulierung des Blutzuckers zu erzielen. Erhöhte Plasma-Insulin-Werte scheinen Fettablagerungen und das Wachstum des glatten, unwillkürlichen Muskelgewebes an den Arterienwänden zu fördern. Diese beiden Prozesse sind an der Plaque-Bildung beteiligt. Außerdem erzeugen hohe Insulinwerte wahrscheinlich eine erhöhte Gerinnbarkeit des Blutes, was offensichtlich zu vermehrter Gerinnselbildung und Arterienverschluss führt.

Faktor Blutdruck: Hoher Blutdruck, auch Hypertension *oder* Hypertonie genannt, wird in über 90 Prozent der Fälle als idiopathisch diagnostiziert. Das heißt, der Grund für den Bluthochdruck ist nicht bekannt. Man weiß aber, welch eine besondere Belastung er für Herz und Arteriensystem darstellt. Der diastolische oder untere Blutdruck bei der Blutdruckmessung ist der Widerstand, dem Herz und Blutgefäße während der Erschlaffungsphase des Herzens ausgesetzt sind. Je größer die Belastung während dieser Phase ist, desto weiter fortgeschritten ist die Alterung oder Schädigung der Arterienwände. Dies führt zum Verlust von elastischem Gewebe, zur Rissbildung und, wie beschrieben, zur Plaque-Bildung. Mit Sicherheit reduziert ein kontrollierter Blutdruck die Belastung des Herz-Kreislauf-Systems und trägt somit langfristig zu geringerem Verschleiß bei.

Faktor Blutwerte: Hyperlipidämie (erhöhter Fettgehalt im Blut), insbesondere Hypercholesterinämie (erhöhter Cholesterinspiegel) wird mit früher Arteriosklerose in Verbindung gebracht. Cholesterin ist eine wichtige Komponente bei der Plaque-Bildung. Cholesterin ist aber auch von entscheidender Bedeutung für die korrekte Funktion vieler Prozesse im Körper, wie beispielsweise Steroidbildung und die Synthese von Lipoproteinen (Fett-/Protein-Kombinationen im Blut), die beide wichtig für Stoffwechselaktivitäten sind. Die Forscher glauben außerdem, dass es einen Zusammenhang zwischen Cholesterin und Insulin gibt, da insulinresistente Diabetiker mit hohen Plasma-Insulin-Werten auch abnormal hohe Cholesterinwerte haben. Die vorherrschende Cholesterin-Komponente bei diesen Patienten ist die LDL-Fraktion (low-density lipoproteins), oft auch als »schlechtes« Cholesterin bezeichnet. Einige Cholesterin-Komponenten wie die HDL-Fraktion (high-density lipoproteins), insbesondere HDL-2 und HDL-3, üben einen schützenden Effekt auf das Herz-Kreislauf-System aus und werden deshalb auch als »gutes« Cholesterin bezeichnet.

Faktor Geschlecht: Auch das Geschlecht ist ein Faktor bei der Entwicklung von Arteriosklerose, und hier sind die Frauen zumindest bis zur Menopause im Vorteil: Das Östrogen senkt die Insulinwerte im Plasma. Dies hat einen entscheidenden, schützenden Einfluss auf das Herz-Kreislauf-System gegen die Entwicklung von Arteriosklerose. Nach der Menopause kommt Arteriosklerose bei Frauen genauso häufig vor wie bei Männern.

Faktor Alter: Arteriosklerose tritt auch auf, wenn keiner dieser Risikofaktoren vorhanden ist. Es ist, wie gesagt, einfach der natürliche Alterungsprozess unserer Arterien. (Die theoretische maximale Lebensdauer unseres Herz-Kreislauf-Systems beträgt etwa 120 Jahre.) Zwischen Arteriosklerose als Alterserscheinung und als Krankheit gibt es einen feinen Unterschied. Bei älteren Menschen wird Arteriosklerose oft als normaler Alterungsprozess gewertet und nur als Krankheit eingestuft, wenn damit verbundene Probleme auftreten. Seien Sie also beruhigt: Wenn man lange genug lebt, bekommt man auf jeden Fall Arteriosklerose – aber bedenken Sie einmal die Alternative!

Übergewicht und Bewegungsmangel schaden dem Herzen

Fettleibigkeit wird schon lange mit frühen Herz-Kreislauf-Erkrankungen in Verbindung gebracht. Bei Bevölkerungen mit normaler Altersstruktur und geringer Fettleibigkeit ist die Lebenserwartung höher. Man braucht nur Frankreich und die USA zu vergleichen: Im Alter von 16 bis 50 Jahren ist bei den Franzosen die Fettleibigkeit um 50 Prozent geringer, und die Probleme mit Herz-Kreislauf-Erkrankungen und Cholesterin sind 20 Prozent geringer als bei der gleichen Gruppe in den USA.

Überschüssiges Körperfett wird im gesamten Körpergewebe angelagert, und das Herz-Kreislauf-System bildet da keine Ausnahme. Das zusätzliche Gewicht durch die Extrapfunde bedeutet außerdem eine zusätzliche Belastung für das Herz-Kreislauf-System.

Eine sitzende Lebensweise oder auch einfach zu wenig körperliche Betätigung hat mit Sicherheit keinen positiven Einfluss auf das Herz-Kreislauf-System. Bewegung senkt den Blutdruck, senkt die Serumlipoproteine (insbesondere die »schlechten« Cholesterin-Komponenten), verringert die Fettleibigkeit, verringert die Insulinresistenz durch erhöhte Insulinsensitivität, senkt den Grund-Insulinspiegel, stimuliert die Gerinnselauflösung und reduziert die Tendenz zur Gerinnselbildung. Allerdings gibt es ein weit verbreitetes Problem bei Sportprogrammen: Die guten Absichten der Leute überschreiten bei weitem ihre tatsächliche absolvierte Leistung.

Bewegung hilft Ihrem Herzen

Den größten Nutzen für das Herz-Kreislauf-System erzielt man mit regelmäßigen Übungen, idealerweise viermal pro Woche, und zwar so, dass die Ruhefrequenz des Herzens für etwa 20 Minuten auf einen vorher festgelegten Wert gesteigert wird. Ihre persönliche optimale Herzfrequenz während sportlicher Betätigung errechnen Sie folgendermaßen: Ziehen Sie Ihr Alter von 220 ab, und multiplizieren Sie das Ergebnis mit 0,7. Das ist der Pulsschlag, den Sie während der Übungen viermal pro Woche für 20 Minuten halten sollten. Wenn Sie häufiger und/oder länger Sport treiben möchten, können Sie das gern tun, aber in Bezug auf das Herz-Kreislauf-System erreichen Sie den größtmöglichen Nutzen mit den vier Übungsintervallen pro Woche, bei denen Sie Ihre Herzfrequenz auf den errechneten Wert steigern.

Sport ist eine sehr gute Ergänzung zum Zucker-Knacker-Lebensstil. Beides unterstützt uns dabei, den durchschnittlichen Insulinspiegel zu senken, und das ist ein Ziel, das wir alle für ein längeres und gesünderes Leben anstreben. Sport hat also einen positiven Einfluss auf viele der Risikofaktoren, welche die Fitness unseres Herz-Kreislauf-Systems bestimmen.

Die richtige Ernährung hilft Ihrem Herzen

»Du bist, was du isst«, ist ein altes Sprichwort, das fast jeder kennt. Heutzutage gewinnt es immer mehr an Bedeutung, denn wir verstehen inzwischen die Ernährung und ihre Auswirkungen auf verschiedene Organsysteme, insbesondere auf das Herz-Kreislauf-System, immer besser.

Was wir essen, ist inzwischen vielleicht gar nicht mehr so

wichtig, sondern eher, was damit passiert und welche Auswirkungen dies schließlich auf den Stoffwechsel hat.

Obwohl Fette und Fleisch, insbesondere rotes Fleisch, in Ungnade gefallen und Kohlenhydrate sehr »in« sind, hat anscheinend noch niemand innegehalten und darüber nachgedacht, was mit dem überschüssigen Zucker passiert, der das Endprodukt von Kohlenhydraten nach dem Stoffwechsel ist. Ein Teil des Zuckers wird in unserem Blut gebraucht, um einen angemessenen Glukosespiegel im zirkulierenden Blut aufrechtzuerhalten, und mit einem weiteren Teil werden die Glykogen-Speicher in der Leber und den Muskeln aufgefüllt. Aber was passiert mit dem Rest? Er wird in *Fett* umgewandelt (Guyton, 1986). Ja, der größte Teil unseres Körperfetts stammt von Zucker, den wir zu uns genommen haben, nicht von den Fetten. Diese Umwandlung wird durch das Hormon Insulin begünstigt.

Außerdem tendiert Insulin dazu, die Lipolyse zu blockieren, also die Umwandlung von Fett zurück in Glukose. Deshalb ist es bei Menschen mit erhöhten Insulinwerten schwerer, Fett als Energiespender zu verbrennen. Um es deutlich zu sagen: Sie haben Schwierigkeiten beim Abnehmen!

Mit der Nahrung aufgenommener Zucker ist inzwischen als eigenständiger Risikofaktor für Herz-Kreislauf-Erkrankungen anerkannt. Der negative Einfluss kommt durch den Effekt, den der Zucker auf die Insulinausschüttung hat. Insulin wird inzwischen als athrogen eingestuft, das heißt, es verursacht die Bildung von arteriosklerotischem Plaque in Blutgefäßen oder an den Wänden von Blutgefäßen. Außerdem weiß man heute, dass Insulin zu Herzvergrößerung führt, genauer gesagt zur Hypertrophie des linken Ventrikels. Der linke Ventrikel ist die wichtigste Pumpkammer des Herzens und auch die Kammer, die bei 99 Prozent aller Herzinfarkte betroffen ist.

Insulin spielt eine sehr wichtige Rolle, da es viele der anderen besprochenen Faktoren beeinflusst. Ein erhöhter Insulinspiegel fördert auch die Fettablagerung und die Zunahme von unwillkürlichen, glatten Muskelzellen in den Arterien (beides förderlich für die Plaque-Bildung) und erhöht somit die Tendenz zur Gerinnselbildung. Zwei bereits besprochene Faktoren, Östrogen und Sport, verringern die Insulinresistenz und sind bekannt dafür, dass sie einen günstigen Einfluss auf das Herz-Kreislauf-System haben, indem sie den Prozess der Arteriosklerose verzögern.

Es gibt aber eine Gruppe von Personen, die – unabhängig davon, wie positiv sie die signifikanten Risikofaktoren auch beeinflussen – einen frühen, diffusen Typ der arteriosklerotischen Herz-Kreislauf-Erkrankung entwickeln, der oft zu vorzeitigen Herzinfarkten, Schlaganfällen und Blutdruck-Problemen führt. Diese Gruppe besteht aus insulinresistenten Diabetikern, bei denen die einzige Ausgangsabnormalität ein erhöhter Insulinwert ist. Uns und anderen ist klar geworden, dass Insulin vielfältige Einflüsse auf die Prozesse ausübt, die als Auslöser für die Entwicklung einer Herz-Kreislauf-Erkrankung durch Arteriosklerose gelten. Deswegen liegt der Schlüssel zur Verbesserung der Leistungsfähigkeit und Gesundheit durch Ernährung beim Insulin.

Die Regulierung der Insulinausschüttung durch die Ernährung ist vielleicht die wichtigste Variable bei der Beeinflussung der Entwicklung von Herz-Kreislauf-Erkrankungen.

16

Warum Frauen schwerer abnehmen

Ja! Viele Frauen haben mehr Probleme bei der Gewichtsabnahme als Männer. Aber einige der größten Erfolge von *Zucker-Knacker* haben Frauen zu verzeichnen. Bevor wir auf sachliche Fakten eingehen, möchten wir Sie durch ein paar Erfolgsgeschichten ermutigen.

Erfolg mit der Zucker-Knacker-Ernährungsweise

Maggy: Sie lebt New Orleans und hatte ihr ganzes Leben lang Gewichtsprobleme – bis zum Alter von 51 Jahren. Am Ende ihrer Schulzeit wog sie 54 Kilogramm, aber nachdem sie geheiratet und Kinder bekommen hatte, stieg ihr Gewicht auf 80 bis 85 Kilogramm an. Nach dem plötzlichen Tod ihres Mannes begann sie, exzessiv zu essen und wog schließlich 144 Kilogramm. Sie erkannte, dass sie etwas tun musste und reduzierte die Menge der verzehrten Nahrungsmittel und ließ so viel Fett weg wie nur möglich. Es gelang ihr, in 18 Monaten wieder auf die historischen 85 Kilogramm zurückzukommen, aber dort pendelte sich ihr Gewicht ein. Dann lernte Maggy das Zucker-Knacker-Ernährungskonzept kennen, und sie wendete es sofort an: In den folgenden fünf Monaten verlor sie weitere 35 Kilogramm, sodass sie jetzt 50 Kilogramm wiegt. Sie sagt, dass Zucker-Knacker die beste Ernährungsweise ist, die sie je befolgt hat. Sie hatte schon immer eine Schwäche für Süßigkeiten, aber mit dieser Ernährungsweise ist das Verlangen nach Süßem erloschen. Ihre Energie, Leistungsfähigkeit und das allgemeine Wohlbefinden sind insgesamt verbessert worden. Um auf dem richtigen Weg zu bleiben, liest Maggy jeden Monat *Zucker-Knacker* – »meine Bibel«, sagt sie. Maggy so hat zu einer neuen Figur und einem neuen Leben gefunden; sie hat kürzlich wieder geheiratet.

Lala: Sie lebt in Memphis, Tennessee und schrieb uns den folgenden Brief über ihre Erfahrungen mit der Zucker-Knacker-Ernährungsweise:

»Meine Zucker-Knacker-Reise begann vor 18 Monaten. Woher ich die Motivation nahm, überhaupt damit zu beginnen, ist mir immer noch ein Rätsel. Ich hatte schließlich lange vor diesem speziellen Frühling alle Hoffnungen aufgegeben, dass ich jemals einen Teil meiner beträchtlichen Polster verlieren würde, die eine eigentlich nur mittlere Statur umgaben. Soweit ich mich zurückerinnern kann, war mein Leben ein Kampf gegen das Gewicht – mindestens seit der Grundschule. Immer auf der Suche nach einer Lösung und ständig ohne Erfolg, hatte ich jede neue Diät ausprobiert, eine nach der anderen, bis ich schließlich an einem Punkt angekommen war, wo die Meldung über eine mögliche neue Lösung, und wenn sie noch so vielversprechend aufgemacht war, mich nicht mehr interessierte. Ich kann mir deswegen nicht erklären, was mich motiviert hat, das Zucker-Knacker-Buch überhaupt zu kaufen. Ich wundere mich immer noch, dass ich es kaufte und sogar las und ausprobierte, denn ich war damals sehr skeptisch und wenig hoffnungsvoll, dass irgendeine Diät jemals bei mir funktionieren würde.

Zucker-Knacker wirkte sofort. Die Pfunde purzelten nur so, aber ich war so dick, dass es an der Schule, an der ich unterrichte, auch nach zwei Monaten noch niemand bemerkt hatte. Ich erzählte niemandem von der Diät (wir Ewig-Dicken ziehen es nach den vielen Fehlschlägen vor, nichts mehr anzukündigen). Es blieb mein Geheimnis, und ich nahm den Sommer über stetig ab. Als ich im Herbst mit einem sichtlich schlankeren Körper in die Schule zurückkehrte, war mein Geheimnis keines mehr.

Ich wiege jetzt 56 Kilogramm weniger als zu Anfang. Obwohl ich den größten Teil des Gewichts während der ersten acht Monate verloren habe, nehme ich immer noch ab, allerdings sehr viel langsamer. Das Beste daran ist, dass ich zwischendrin nicht wieder zugenommen habe. Um das zu erreichen, begegne ich meinem Erfolg mit einer neuen Einstellung. Ich weiß, dass Zucker-Knacker für mich nichts ist, was ich einfach wieder aufgeben kann, nachdem ich mein Idealgewicht erreicht habe. Es wird zu einer Lebensgewohnheit werden müssen, wenn ich nicht wieder zunehmen möchte. Da es auf vernünftigen Ernährungsprinzipien beruht und den großen Feind aller Diäthaltenden, die Entbehrung, ausschließt, bin ich zuversichtlich, dass ich diese Ernährungsweise auf Dauer durchhalten kann. Ich bin gesünder als je zuvor, wie mir die Blutanalysen zeigen, die ich bei der jährlichen Routineuntersuchung von meinem Arzt bekomme. Das erste Mal im Leben glaube ich wirklich, dass ich in der Lage sein werde, die Geschichte eines Schwergewichts hinter mir lassen zu können.«

Die Probleme beim Abnehmen

Es gibt auch einige Frauen, die während der *Zucker-Knacker*-Ernährungsweise frustriert waren, weil sie weniger schnell an Gewicht verloren als die Männer. Michel Montignacs Buch »*La Méthode Montignac Spéciale Femme*« beschäftigt sich mit diesem Problem.
Montignac nennt folgende Punkte, die es seiner Meinung nach schwieriger für Frauen machen, Gewicht zu verlieren:

- Frauen gehen häufiger sitzenden Beschäftigungen nach als Männer.
- Frauen essen mehr zwischendurch als Männer.
- Frauen probieren mehr Diäten aus als Männer, sodass ihr Körper eher diätresistent ist.
- Frauen nehmen oft Hormonpräparate, die eine Gewichtsabnahme erschweren und sogar zu einer Gewichtszunahme führen können.

Obwohl die Autoren von *Zucker-Knacker* nicht vollständig mit Montignac übereinstimmen, finden wir doch, dass er einige wichtige Punkte anspricht. Gehen wir noch einmal näher darauf ein.

Faktor Bewegung: Es kann sein, dass Frauen im Allgemeinen nicht so intensiv Sport treiben und weniger Muskelmasse haben, um Energiereserven zu verbrennen, als Männer. Männer joggen oder arbeiten an Kraftmaschinen, während Frauen meistens an Aerobic-Übungen teilnehmen. Aber man muss auch bedenken, dass Tausende von Menschen abnehmen, indem sie die *Zucker-Knacker*-Ernährungsweise streng befolgen und gar keinen Sport treiben.

Faktor Essen: Nicht berufstätige Frauen neigen dazu, mehr zwischendurch zu essen als berufstätige Frauen oder Männer. Das ist ganz normal, denn jemand, der oft an der Küche vorbeikommt, hat auch mehr Gelegenheit, etwas zu essen, als jemand, der den größten Teil des Tages nicht zu Hause ist.

Faktor Hormoneinnahme: Frauen, die bestimmte Hormonpräparate, beispielsweise die Antibabypille, nehmen, können beträchtliche Probleme bei der Gewichtsabnahme haben, insbesondere wenn Progesteron involviert ist. Progesteron steigert den Appetit und fördert die Fettablagerung. Viele Gynäkologen benutzen Progesteron als Appetitverstärker bei Patienten nach einer Operation oder in anderen Fällen, in denen eine verbesserte Ernährung und Gewichtszunahme erwünscht sind. Wenn eine Frau Hormonpräparate einnimmt, sollte sie die Einnahme auf keinen Fall einfach abbrechen, sondern ihren Arzt zu Rate ziehen. Sie sollte allerdings in Absprache mit ihrem Arzt möglichst mit der Einnahme von Progesteronen aufhören oder die Dosis beziehungsweise die Einnahme so verändern, dass nur noch die notwendige Mindestmenge eingenommen wird.

Östrogen hingegen kann sehr günstig für Frauen sein, die abnehmen möchten, da es die Insulinsensitivität erhöht. Deswegen hat Östrogen als Ergänzung zum *Zucker-Knacker*-Lebensstil ähnliche Auswirkungen wie Sport. Alle drei unterstützen Sie dabei, den Tag mit einem geringeren Insulinspiegel zu bestehen.

Faktor Gene: Frauen sind von der genetischen Veranlagung her effizienter bei der Fettanlagerung als Männer. Durch die Fähigkeit, Kinder zu bekommen, müssen Frauen biologisch gesehen eine Zeit lang zwei Menschen mit lebenswichtigen

Nährstoffen versorgen und nicht nur einen. Deswegen ist ihr System effizienter auf die Speicherung von Reserven ausgerichtet, um sie während und nach der Schwangerschaft zu unterstützen.

Probleme überwinden: Es sind also echte Probleme, die viele Frauen bei der Gewichtsabnahme haben. Sie sollten alle eben angeführten Punkte sorgfältig bedenken, um für sich das Beste aus dem Zucker-Knacker-Lebensstil herauszuholen. Offensichtlich haben einige Faktoren, wie beispielsweise die Hormone, einen stärkeren Einfluss als andere. Für viele Frauen ist es sehr wichtig, keinen der genannten Punkte außer Acht zu lassen. Auch bei fast allen wird die entsprechende Aufmerksamkeit jedem Detail gegenüber schließlich zu den erfreulichen und befriedigenden Ergebnissen führen, die wir immer wieder bei den Frauen beobachten, die dem Zucker-Knacker-Ernährungskonzept folgen. Diese Frauen haben angegeben, dass sie, obwohl sie nur wenig abgenommen haben, ihre Kleidergröße deutlich kleiner geworden ist. Das bedeutet also: Eine Umverteilung des Gewichts findet statt. Dies wiederum führt zu größerem Wohlbefinden und gestärktem Selbstbewusstsein. Schlank zu sein ist ein tolles Gefühl. Gönnen auch Sie sich dieses Vergnügen!

17

Bewegung ist gesund

Vor gut hundert Jahren konnte sich kaum jemand vor körperlicher Bewegung drücken. Es gab weder Autos noch Flugzeuge oder Untergrundbahnen. Kurzum, all die Apparaturen, die »Bewegung« und Tempo in unser Leben bringen, fehlten. Wir legen täglich Kilometer um Kilometer zurück, ohne auch nur einen Muskel sonderlich anzustrengen, höchstens mal für einen Sprint zum gerade anfahrenden Bus. Unsere moderne Lebensweise fordert Trägheit geradezu heraus, was wiederum einen niedrigen Kalorienverbrauch im Schlepptau führt. Den Schaden tragen dabei unser Herz, unsere Muskeln und unser Insulinhaushalt, während unsere Fettpölsterchen und die Krankheiten sich vermehren.

Bewegen Sie sich!

Den Hauptteil des Lebens im Sitzen zu verbringen wirkt sich mit Sicherheit nachteilig auf unser Herz-Kreislauf-System aus und verhilft nicht zu einer optimalen Gesundheit. Generell kann man sagen: Körperliche Bewegung senkt den Blutdruck, verbessert die Blutfettwerte, insbesondere durch die Verminderung des »schlechten« Cholesterins, hilft gegen Übergewicht, senkt das Risiko für Insulinresistenz und erhöhten Blutzuckerspiegel – alles in allem wird dadurch Ihr Herz geschützt.

Die Behebung des Bewegungsmangels hat jedoch einige

Facetten, vor allem wenn es um sportliche Aktivitäten geht. Hierbei über- und unterschätzen sich die meisten Menschen, weil kaum jemand seine aktuelle Kondition wirklich kennt. Extreme sind an der Tagesordnung. Während die einen gerade mal gelegentlich die Treppe statt den Aufzug nehmen, stürzen sich die anderen Hals über Kopf in Kraft- oder Lauftrainings, denen ihr Körper überhaupt nicht gewachsen ist und die allzu oft Rücken- und Gelenkprobleme auf den Plan rufen.

Allgemein kann man sagen: Ein Bewegungstraining viermal die Woche, bei dem Ihre Herzfrequenz sich für 20 Minuten zwischen der unteren und oberen Pulsgrenze bewegt, fördert Herz und Kreislauf ausgezeichnet. Die Werte für die optimale – im Alter angepasste – Herzfrequenz während des Trainings können Sie selbst ausrechnen:

- Untere Pulsgrenze: 220 minus Lebensalter, multipliziert mit 0,6.
- Obere Pulsgrenze: 220 minus Lebensalter, multipliziert mit 0,7.

Hilfreich ist eine Pulsuhr. Es steht Ihnen natürlich frei, häufiger und länger zu trainieren, aber 20 Minuten viermal pro Woche genügen, um Ihr Herz-Kreislauf-System ausreichend zu fördern.

Wichtig: Jeder, der sich als »untrainiert« bezeichnen muss, wenn er ehrlich sich selbst gegenüber ist, sollte sich Klarheit über seine aktuelle körperliche Kondition verschaffen, bevor er nach Monaten oder Jahren des Bewegungsmangels mit sportlichen Aktivitäten beginnt. Sowohl der Hausarzt als auch ein gut geführtes Fitnesscenter können Ihnen zu Ihrem persönlichen »Konditionsbild« verhelfen. Dies gilt vor allem für über Fünfzigjährige, die jahrelang keinerlei Sport betrieben haben oder bei denen möglicherweise Risikofaktoren für Herzerkrankungen vorliegen, zum Beispiel Rauchen oder Übergewicht. Im Grunde genommen ist es für jeden sinnvoll, seine eigene körperliche Leistungsfähigkeit zu kennen, denn dann kann man sie steigern, ohne einen Schaden davonzutragen.

Körperliche Bewegung und die Zucker-Knacker-Ernährungsweise bilden ein ideales Paar. Beide helfen, Ihren Insulinhaushalt im normalen Bereich zu halten, ohne Ihrem Stoffwechsel übermäßige Anstrengungen abzufordern. Außerdem steuert Bewegungstraining den vielen Risikofaktoren entgegen, die im Lauf unseres Lebens unsere Gesundheit bedrohen, insbesondere unser Herz und unseren Kreislauf. Damit ebnen sie den Weg zu unser aller Ziel: länger und gesünder zu leben.

Mäßig, aber regelmäßig

Es gibt Hunderte von Möglichkeiten, Ihren Körper in sportliche Bewegung zu setzen. Das wissen Sie selbst ganz gut, über Details müssen wir im Rahmen dieses Buches also nicht sprechen. Wir legen Ihnen nur drei Faustregeln ans Herz:

- Das Bewegungstraining muss Ihnen Spaß machen, wobei Sie dem »inneren Schweinehund« schon den Kampf ansagen sollten.
- Nicht der Kraftaufwand und die Dauer bringen den optimalen Nutzen, sondern die Erfolgsformel lautet: mäßig, aber regelmäßig. Also – wie oben beschrieben – viermal die Woche 20 Minuten Training im Bereich der optimalen Herzfrequenz.

- Falls Sie bestimmte sportliche Ziele erreichen möchten, passen Sie anfangs Ihr Bewegungstraining vollkommen Ihrer aktuellen körperlichen Kondition an, und steigern Sie sich langsam Schritt für Schritt.

Nicht vergessen! Bewegungstraining alleine hilft Ihnen nicht, Gewicht zu verlieren oder Ihr Gewicht zu halten. Eine vernünftige, gesunde Ernährung gehört immer dazu! Das gilt sogar für Hochleistungssportler.

Ein Brief, den Anne aus Houston, Texas, uns geschrieben hat, verdeutlicht den Zusammenhang zwischen Bewegung und Ernährung:

»Ich möchte Ihnen gern erzählen, wie erfolgreich und glücklich ich mit der Zucker-Knacker-Ernährungsweise bin.

Ich habe 18 Jahre lang Aerobic unterrichtet. Über Bewegungsmangel konnte ich mich also nicht beklagen. Als ich dann auf die fünfzig zuging, verwandelte sich mein Stoffwechsel von einem schnittigen Porsche in einen alten behäbigen VW Käfer – und meine Figur auch. Dagegen half nichts, nur Ihr Ernährungsprogramm. Über 18 Pfund gingen herunter, und ich fühle mich nun pudelwohl. Im Moment unterrichte ich 15 Stunden in der Woche Tae Bo.

Ihr Ernährungsprogramm wirkt sich auf meine ganze Familie aus. Meine Kinder sind abends nicht mehr so überdreht, so hyperaktiv. Besonders auffallend ist dies bei meiner kleinen Tochter und einigen ihrer Freundinnen. Das heißt aber nicht, dass wir uns der Faulheit hingeben, ganz im Gegenteil, die ganze Familie bemüht sich, nicht Opfer des ›technologischen Übergewichts‹ – verursacht durch zu viel Fernsehen und ›Computern‹ – zu werden.

Auch viele der Leute, die ich unterrichte und die ich auf die Zucker-Knacker-Ernährungsweise hingewiesen habe, sind mir dankbar. Sie genießen den dauerhaften Erfolg, den dieses wunderbare Paar ›gesunde Ernährung und regelmäßige Bewegung‹ für ihre Gesundheit und in ihr ganzes Leben gebracht hat. Ich bin eine überzeugte Anhängerin der Zucker-Knacker-Lebensweise und werde dies aller Welt erzählen!«

Für dieses Plädoyer können wir uns bei Anne nur bedanken, zeigt es doch anschaulich, dass körperliche Bewegung alleine nicht ausreicht, um an Gewicht zu verlieren und es dauerhaft unter Kontrolle zu halten.

Pluspunkte für Ihre Gesundheit: Regelmäßiges Bewegungstraining bringt noch mehr Nutzen mit sich, zum Beispiel wirkt es sich günstig auf die Knochendichte aus. Ihr Dasein als Bewegungsmuffel sollten Sie spätestens aufgeben, wenn sich die ersten Anzeichen von Osteoporose zu erkennen geben oder Sie zu einer Risikogruppe gehören. Fragen Sie Ihren Hausarzt, ab wann es für Sie persönlich sinnvoll ist, Ihre Knochendichte messen zu lassen. Das Risiko für Osteoporose wächst mit Eintritt in die Wechseljahre. Auf jeden Fall kann das wunderbare Paar »gesunde Ernährung und regelmäßige Bewegung« viel zur Gesunderhaltung Ihrer Knochen beitragen. Genauso kann es durch seinen günstigen Einfluss auf unseren Insulinhaushalt äußerst hilfreich sein bei der Vorbeugung und Behandlung von Diabetes (siehe Kapitel 13 »Das Zucker-Knacker-Konzept hilft bei Diabetes«).

Reichen Ihnen die Argumente immer noch nicht, um sich mehrmals in der Woche für ein paar Minuten gezieltes Bewegungstraining zu entscheiden, überzeugt Sie vielleicht Folgendes. Eine Studie der Stanford University, bei der man das Bewegungsverhalten von mehr als 6000 Männern über 13 Jahre lang beobachtet hatte, besagt: Den Männern, die regelmäßig ein Bewegungstraining durchgeführt haben, konnte man eine längere Lebenserwartung prognostizieren. In der Gruppe mit dem geringsten Bewegungsstatus lag das Risiko, frühzeitig zu sterben, um ein Vierfaches höher als in der mit dem höchsten. Da kann man doch nur einen Schluss ziehen: Bewegen Sie sich – für ein gesünderes und längeres Leben!

18

Supernahrung

Die Nahrungsmittel, die im Folgenden beschrieben werden, sind nicht nur ein fester Bestandteil des Zucker-Knacker-Ernährungskonzeptes, sondern gehören eigentlich in jede ausgewogene Form der Ernährung. Man kann sie durchaus als Grundnahrungsmittel der gesunden Küche bezeichnen. Und damit schließt natürlich ein, dass dieses Essen Ihnen hilft, überflüssige Pfunde zu verlieren und/oder Ihr Gewicht zu halten.

Schmeckt und ist gesund

Fangen wir mit dem »gesund« an. Die Nahrungsmittel, die wir Ihnen empfehlen, sind voll gepackt mit Vitaminen, Mineralstoffen und in den meisten Fällen auch mit Ballaststoffen. So bilden diese Lebensmittel gleichzeitig eine geballte Nährstoffladung und eine schlagkräftige Vorbeugungsmedizin.

Kommen wir zum Schmecken. Unsere frühzeitlichen Vorfahren haben fast all ihre Nahrung roh gegessen. Auch wir verschmähen Rohkost nicht, doch zum Glück beherrschen wir – mehr oder weniger gut – die Kunst des nährstoffschonenden Kochens. Wir können also aus all diesen wundervollen Nahrungsmitteln leckere Gerichte zubereiten, ohne ihre wertvollen Inhaltsstoffe zu zerstören.

Um Sie dabei zu unterstützen, auf die größtmögliche genussvolle Art zu essen, finden Sie in diesem Kapitel einige

Grundrezepte und am Ende des Buches eine stattliche Anzahl an Gourmet-Rezepten, bei den wohl kaum Wünsche offen bleiben.

Die Nahrungsmittel, die Sie in diesem Kapitel finden, bieten Ihrem Verdauungssystem die Möglichkeit, die Inhaltsstoffe so zu nutzen, wie Mutter Natur beziehungsweise die Evolution es bestimmt hat. Sie enthalten auch die Stoffe, die man erst seit kurzer Zeit kennt und die Sie über irgendwelche Nahrungsergänzungsmittel niemals in solch einer perfekten Form und Kombination zu sich nehmen könnten.

Bestandteile der Supernahrung

Bis auf Fisch, Olivenöl, mageres Fleisch und manche Milchprodukte enthalten die nachfolgenden Nahrungsmittel alle Kohlenhydrate. Diese verwandelt Ihr Stoffwechsel in Glukose, um die Energie zu gewinnen, die unser Körper braucht. Doch es handelt sich hier um niedrigglykämische, ballaststoffreiche Kohlenhydrate, also genau das, worauf der Erfolg der Zucker-Knacker-Ernährungsweise basiert. Eine Ausnahme macht die Süßkartoffel, da sie im mittleren Bereich des glykämischen Indexes liegt. Man sollte daher nur mäßige Mengen davon essen.

Falls Sie eines der genannten Nahrungsmittel nicht gern essen, suchen Sie einen Weg, sie zu »verschleiern«, zum Beispiel mithilfe von Gewürzen oder Saucen (Rezepte dazu finden Sie in Kapitel 27 »Gourmet-Rezepte – einfach und schnell«). Stellen Sie sich nur mal Ihre frühzeitlichen Ahnen vor, die mussten alles pur verspeisen und nehmen, was sie fanden. Wie viel besser geht es uns doch heute, bei dem riesigen Angebot an Gewürzen und Kräutern – und den ausgeklügelten – natürlich niedrigglykämischen Gourmet-Rezepten.

Genießen Sie also alle Vorteile der modernen Ernährung – selbstverständlich ausgenommen der hochglykämischen Nahrungsmittel.

Grünes Blattgemüse: Dazu gehören Grünkohl, Weißkohl, Paksoi, Wirsing oder Spinat. All diese Pflanzen sind ballaststoff- und kalziumreich, haben einen niedrigen glykämischen Index und enthalten wertvolle Antioxidantien wie Vitamin A, Vitamin C und Carotinoide. Hinzu kommen die Phythostoffe Lutein und Zeaxanthin, das sind Supersubstanzen, die unter anderem helfen, einer Makulardegeneration (Sehstörungen durch Netzhautschädigungen) vorzubeugen. Von diesen Gemüsen können Sie essen, so viel Sie wollen. Verwenden beziehungsweise verarbeiten kann man sie frisch (roh), gefroren oder konserviert.

Süßkartoffeln: Im deutschsprachigen Raum zählt die Kartoffel zu den Grundnahrungsmitteln. Süßkartoffeln sind eher ungewohnt, aber um Längen wertvoller für die gesunde, niedrigglykämische Ernährung. Diese süßlich schmeckenden Knollen sind nicht mit der Kartoffel (ein Nachtschattengewächs) verwandt, sie gehören zur Familie der Windengewächse. Ihr hoher Gehalt an verschiedenen Vitaminen und Carotinoiden sowie Kalium machen dieses ballaststoffreiche Gemüse so wertvoll.

Obst: Hier sind vor allem Honigmelone, Blaubeeren (Heidelbeeren) und Orangen zu nennen. Ein Viertel einer mittelgroßen Honigmelone deckt den durchschnittlichen Tagesbedarf an den Vitaminen A und C. Blaubeeren sind reich an Flavonoiden. Diese hoch wirksamen Antioxidantien und die blutverdünnende Wirkung der Beeren helfen bei der Vorbeugung von Herzerkrankungen. Orangen sind ballaststoffreich, enthalten reichlich Vitamin C und Folsäure. Als Snack – für den kleinen Hunger zwischendurch – gibt es kaum etwas Besseres als eine saftige Orange.

Tomaten: Sind reich an Vitamin A und scheinen das Risiko für Prostatakrebs zu senken.

Brokkoli: Dieses Gemüse steckt voller gesundheitsfördernder Inhaltsstoffe, zum Beispiel Vitamin A, Vitamin C, Kalzium, Kalium und Folsäure sowie zahlreiche Phythostoffe. Es kann in jeder Form zubereitet werden.

Bemerkenswert

Dass Obst und Gemüse gesund ist, weiß inzwischen wohl jeder. Aber in welchem Maße diese Nahrungsmittel sich auf unsere Gesundheit auswirken, beweisen einige beeindruckende Zahlen. Eine in den USA ausgeführte Langzeitstudie mit etwa 10 000 Teilnehmern besagt: Wer dreimal am Tag oder noch häufiger Obst und Gemüse isst, erleidet um 25 Prozent weniger eine Herzerkrankung als jene, die nur geringe Mengen dieser Kost zu sich nehmen. Und das Risiko, einen Herzinfarkt zu erleiden, sinkt um 27 Prozent, das Risiko, daran zu sterben, sogar um 42 Prozent.

Bohnen, Linsen, Erbsen: Diese Hülsenfrüchte sind nicht nur ein guter Ersatz für Kartoffeln und weißen Reis, sondern durch ihren ausgesprochen hohen Gehalt an wasserlöslichen Ballaststoffen, Eisen, Kalzium, Kalium, Magnesium und Folsäure besonders wertvoll für eine gesunde Ernährung. Einer umfangreichen Studie zufolge senkt sich das Risiko für

Herzerkrankungen um 22 Prozent, wenn man einmal in der Woche Hülsenfrüchte verspeist.

Mandeln und Walnüsse: Diese ballaststoffreichen Kerne sind ein ausgezeichneter Ersatz für süße Desserts und zuckerhaltiges Naschzeug. Sie enthalten reichlich Proteine, Vitamin E und gesunde Fettsäuren. Mandeln sind außerdem reich an Kalzium. Zu den besonders wertvollen Inhaltsstoffen von Walnüssen zählen Vitamin B_6, Alpha-Linolensäure und Omega-3-Fettsäuren, die sich besonders günstig auf die Herzgesundheit auswirken.

Vollkorn und Vollkornprodukte: Das volle Korn von Weizen, Hafer, Roggen und Gerste und die entsprechenden Vollkornprodukte sind reich an Ballaststoffen, B-Vitaminen und Vitamin E. Vollkornbrot enthält wesentlich mehr Nährstoffe als Brot aus weißem Mehl. Aufgrund des hohen Anteils an wasserlöslichen Ballaststoffen hilft Hafer, das LDL (das »schlechte« Cholesterin) zu senken.

Fisch: Lachs, Thunfisch, Makrelen und Sardinen sind reich an Omegea-3-Fettsäuren, die sich ausgesprochen günstig auf unser Herz-Kreislauf-System auswirken. Außerdem ist Fisch eine wertvolle Proteinquelle.

Olivenöl: Dieses Öl ist eine ausgezeichnete Quelle für einfach ungesättigte (»gute«) Fettsäuren und Vitamin E. Länder, in denen Olivenöl bevorzugt verwendet wird, wie in den mediterranen Ländern, weisen eine deutlich geringere Herzerkrankungsrate auf als Regionen, in denen dieses Öl eher selten zum Einsatz kommt.

Fleisch: Mageres Fleisch liefert – neben Fisch – unserem Körper die Proteine, die er für das Zellwachstum und die Verwertung von Vitaminen und Mineralstoffen benötigt.

Leinsamen: Diese winzigen braunen Samen kennt man schon lange als nützliches Heil- und Nahrungsmittel. Sie sind voll gepackt mit Omega-3-Fettsäuren, Ballaststoffen, Proteinen und Phytoöstrogenen. Zu Letzteren zählt Ligna, ein Phytoöstrogen, von dem man annimmt, dass es hilft, Krebsarten, die mit Hormonen in Verbindung stehen (wie Brust- und Prostatakrebs), vorzubeugen, und den HDL-Spiegel (des »guten« Cholesterins) erhöht. Am besten verzehrt man Leinsamen frisch gemahlen. Man kann die Samen auch ganz essen, muss sie dann aber sehr gut zerkauen, damit sie nicht unverdaut den Darm passieren. Die Samen eignen sich ausgezeichnet für Müslis und Salate.

Schokolade: Finden Sie eine zuckerarme Schokolade mit einem hohen Kakaoanteil, und Sie werden eine Menge Polyphenole und andere Flavonoide, also hochwirksame Antioxidantien zu sich nehmen. In einer Studie stellte man fest, dass sich Kakaopulver und dunkle Schokolade günstig auf den Cholesterinhaushalt auswirken (hemmt das Ansteigen der LDL-Werte und erhöht die HDL-Werte).

Leckere Grundrezepte

Die nachfolgenden Gerichte bieten in Bezug auf die Nährstoffe allen Nutzen, den die Zucker-Knacker-Ernährungsweise in sich birgt. Es steht Ihnen frei, nach eigenem Geschmack Gewürze und Kräuter zu verwenden. Sie können das Rezept immer auch für vergleichbare Nahrungsmittel verwenden, das heißt, nach dem Linsenrezept lassen sich auch jede Bohnen- und Erbsensorte zubereiten. Nur die Garzeit müssen Sie anpassen, aber das ist einfach, denn Hülsenfrüchte oder Gemüse sollten in der Regel weich, aber noch bissfest sein.

Linsen mit Schinken

Für 6 Portionen
500 g Linsen, eingeweicht und abgespült
1 l Wasser
100 g magerer Räucherschinken und
würzige Wurst (zum Beispiel Chorizo oder Cabanossi)
Salz
1–2 Knoblauchzehen (nach Belieben), zerdrückt

Linsen, Schinken oder Wurst und Wasser in einen großen Topf geben und zum Kochen bringen. Die Hitze reduzieren und das Ganze zugedeckt 45 Minuten köcheln lassen, bis die Linsen weich oder – je nach Geschmack – noch bissfest sind.

Mit Salz und Knoblauch würzen. Die Linsen alleine servieren oder den Schinken beziehungsweise die Wurst fein gewürfelt obenauf legen.

Gedämpfter Brokkoli

Für 4 Portionen
2 Strünke Brokkoli, in Röschen zerteilt
(holzige Strunkteile entfernen)
¼ l Wasser
Salz

Den Brokkoli in gesalzenem, siedendem Wasser einige Minuten dämpfen, bis er weich, aber noch bissfest ist.

TIPP: Das Kochwasser möglichst nicht weggießen, sondern als Gemüsebrühe für andere Gericht verwenden.

Balsamico-Brokkoli

Für 4 Portionen
3 große Strünke Brokkoli, in Röschen zerteilt
(holzige Strunkteile entfernen)
1 Esslöffel Olivenöl
$^{1}/_{8}$ l Wasser
1 Teelöffel Salz
4 Knoblauchzehen, zerdrückt
1 kleine scharfe Chilischote, entkernt und fein zerkleinert
60 ml Balsamico-Essig

Den Brokkoli in gesalzenem, kochendem Wasser garen, bis er bissfest ist. Abgießen (Kochwasser für andere Zwecke auffangen) und beiseite stellen.

Öl, Knoblauch und Chili in eine Pfanne geben und bei mittlerer Hitze 1 bis 2 Minuten braten, bis der Knoblauch zu bräunen beginnt. Essig und Brokkoli hinzufügen und 2 Minuten köcheln lassen. Heiß servieren.

Brokkoli-Gratin

Für 4 bis 6 Portionen

2 große Strünke Brokkoli, in Röschen zerteilt (holzige Strunkteile entfernen)
¼ l Wasser
1 mittelgroße Zwiebel, in hauchdünne Ringe geschnitten
Salz
Pfeffer aus der Mühle
120 g Cheddar-Käse, gerieben

Den Ofen auf 160 °C (Gas Stufe 1) vorheizen.

Den Brokkoli in gesalzenem, kochendem Wasser garen, bis er noch gut bissfest ist. Abgießen und in eine Auflaufform geben.

Die Zwiebelringe über dem Brokkoli verteilen und über das Ganze etwas Salz und Pfeffer geben. Mit Käse bestreuen und im vorgeheizten Ofen backen, bis die Zwiebeln weich und der Käse vollkommen geschmolzen und leicht gebräunt ist. Heiß servieren.

Kohlgemüse

Für 4 Portionen
1 Kopf Kohl (Sorte nach Belieben), grob zerkleinert, Strunk entfernt
100 g magerer Räucherschinken und würzige Wurst (zum Beispiel Chorizo oder Cabanossi)
Salz
Pfeffer aus der Mühle

Kohl mit Schinken oder Wurst, Salz, Pfeffer in reichlich kochendem Wasser garen, bis er weich ist. Abgießen und abtropfen lassen.

Als Beilage servieren oder mit Vinaigrette als Salat angerichtet.

Frischer Lachs mit Knoblauch

Für 4 Portionen
4 frische Lachsfilets à 180 g
½ Teelöffel Knoblauchsalz
Saft einer großen Zitrone
2 Esslöffel Olivenöl
2 Esslöffel fein zerkleinerte Petersilie

Den Lachs mit Knoblauchsalz bestreuen und reichlich mit Zitronensaft beträufeln.

Das Öl in einer großen Pfanne erhitzen und den Lachs hinzufügen. Auf der Oberseite des Fischs 1 Esslöffel Petersilie verteilen. Etwa 2 Minuten backen, bis die Unterseite der Filets gebräunt ist. Den Fisch wenden und mit der restlichen Petersilie bestreuen. Backen, bis die zweite Seite ebenfalls gebräunt ist. Sofort heiß servieren.

Kreolen-Spinat

Für 6 bis 8 Portionen

2 Packungen à 300 g tiefgefrorener zerkleinerter Blattspinat
40 g Butter
1 mittelgroße Zwiebel, gewürfelt
2 Knoblauchzehen, fein zerkleinert
Salz
Pfeffer aus der Mühle
3 Esslöffel Weizen-Vollkornmehl
1 l fettarme Milch
200 g geriebenen Käse

Den Ofen auf 160 °C vorheizen.

Den Spinat gemäß Anweisung auf der Verpackung garen. Abgießen und gut abtropfen lassen oder per Hand ausdrücken. Beiseite stellen.

Die Butter in einer Pfanne bei mittlerer Hitze schmelzen lassen und die Zwiebeln sowie den Knoblauch hinzufügen. Nach Belieben mit Salz und Pfeffer würzen. Das Ganze unter Rühren garen, bis die Zwiebeln weich sind.

Mehl und Milch in einer Schüssel gründlich verrühren und in die Pfanne geben. Den Käse einrühren.

Den Spinat und die Käsesauce in eine Auflaufform geben und im vorgeheizten Ofen etwa 25 Minuten backen, bis die Oberfläche goldbraun ist.

Spinat mit Pilzen

Für 3 bis 4 Portionen

50 g Bacon oder ein anderer geräucherter Schinken, gewürfelt
2 Esslöffel Olivenöl
500 g junge Champignons (frisch oder aus der Dose), geputzt beziehungsweise abgetropft und in Scheiben geschnitten
300 g frischer Blattspinat, geputzt, gewaschen und gut abgetropft
2 Frühlingszwiebeln, fein zerkleinert
Salz
Pfeffer aus der Mühle

Den Schinken in einer Pfanne bei mittlerer Hitze ausbraten. Den Schinken herausnehmen und zum Abtropfen auf Küchenpapier legen, das Fett jedoch in der Pfanne belassen.

Das Öl in die Pfanne mit dem Schinkenfett geben und die Pilze hinzufügen. Die Pilze bei mittlerer Hitze unter Rühren 3 Minuten braten.

Die Hitze verringern und den Spinat und die Frühlingszwiebeln zugeben. Alles unter ständigem Rühren 3 bis 4 Minuten garen. Mit Salz und Pfeffer würzen. Den Schinken unter den Spinat heben. Sofort servieren.

Gebackene Süßkartoffel

Für 1 Portion
1 große Süßkartoffel
1–2 Teelöffel Butter
Salz
Pfeffer aus der Mühle

Die Kartoffel in Küchenpapier oder Frischhaltefolie (Sorte, die für die Mikrowelle geeignet ist) einwickeln und in der Mikrowelle 3 bis 5 Minuten garen, bis sie sich weich anfühlt (mit Fingerdruck prüfen). Auswickeln (Vorsicht, sehr heiß!) und mit Butter servieren. Nach Belieben salzen und pfeffern.

Süßkartoffelbrei

Für 4 bis 6 Portionen
3 Süßkartoffeln à 250–300 g
1 Teelöffel Zimt
½ Teelöffel schwarzer Pfeffer
Salz

Die Kartoffeln in Küchenpapier oder Frischhaltefolie (Sorte, die für die Mikrowelle geeignet ist) einwickeln und in der Mikrowelle 10 bis 15 Minuten garen, bis sie weich sind.

Die Süßkartoffeln schälen und zerdrücken. Zimt, Pfeffer und Salz nach Belieben hinzufügen und gründlich mischen. Heiß servieren.

Gebratene Süßkartoffeln

Für 4 bis 6 Portionen
2 Süßkartoffeln à 250–300 g, in dünne Scheiben geschnitten
2 Esslöffel Olivenöl
Salz und andere Gewürze nach Belieben

Das Öl in einer Pfanne erhitzen und die Süßkartoffeln hinzufügen. Unter ständigem Wenden braten, bis sie weich sind (mit der Gabel prüfen). Nach Belieben würzen und heiß servieren.

Würzige Vinaigrette

Für ¼ Liter
60 ml Olivenöl
Saft ½ Zitrone
1 Esslöffel Apfelessig
1 Knoblauchzehe, zerdrückt
¼ Teelöffel Salz
1 Messerspitze schwarzer Pfeffer

Alle Zutaten in einer kleinen Schüssel gründlich mischen. Zum Aufbewahren in einen luftdicht verschließbaren Behälter füllen und in den Kühlschrank stellen.

TIPPS: Diese Vinaigrette eignet sich besonders gut für alle Blattsalate, schmeckt allerdings auch ausgezeichnet an Gemüsesalaten. Wer mag, kann den Salat mit klein gehacktem, hart gekochtem Ei garnieren.

Mit Spinat gefüllte Tomaten

Für 4 Portionen
2 Packungen à 300 g tiefgefrorener Blattspinat
120 g Schmelzkäse, gewürfelt
½ Teelöffel Zwiebelpulver
½ Teelöffel Knoblauchpulver
4 Prisen Salz
½ Teelöffel schwarzer Pfeffer
4 große Tomaten, entkernt (Vorsicht, nicht das Fruchtfleisch mit herausnehmen!)
4 gestrichene Teelöffel Butter

Den Ofen auf 180 °C (Gas Stufe 2) vorheizen.

Den Spinat gemäß Anweisung auf der Packung garen. Abgießen, gut abtropfen lassen oder per Hand ausdrücken.

Den Spinat in eine Schüssel geben. Schmelzkäse, Zwiebel- sowie Knoblauchpulver, Salz und Pfeffer unterheben. Alles gut mischen und in die Tomaten füllen. Auf jede Tomate 1 Teelöffel Butter geben.

Den Boden einer flachen Auflaufform etwa zentimerhoch mit Wasser bedecken. Die Tomaten hineinsetzen und 10 Minuten im vorgeheizten Ofen backen. Sofort servieren.

19

Softdrinks – harte Fakten

Softdrinks sind alkoholfreie Getränke, die so gängig sind wie Mineralwasser. Menschen jeden Alters greifen nach diesen süßen, unter allerlei fantasievollen Namen angebotenen und nach Geheimrezepten produzierten Durstlöschern. Während sich die Zutatenlisten wie ein Chemiebuch lesen, trifft man aber immer auch auf einen guten Bekannten: Zucker. Wie viel davon wirklich in dem Getränk enthalten ist, verraten die Hersteller nicht. Nur der Geschmack lässt auf reichliche Mengen schließen, sodass man dem von verschiedenen Institutionen ermittelten Durchschnittswert getrost Glauben schenken kann: pro Dose oder Fläschchen sind es im Schnitt zehn Teelöffel Zucker. Setzt man diese Menge ins Verhältnis zu dem enormen Verkaufserfolg dieser Getränke, muss man sich nicht über das Übergewicht von Softdrink-Fans wundern.

Softdrinks und ihre Folgen

Unter Experten herrscht Einigkeit, dass Softdrinks zu der steigenden Zahl an übergewichtigen Kindern und Jugendlichen beitragen. Klar ist auch, dass diese süßen Getränke Mineralwasser, Fruchtsäfte und Milch in den Hintergrund gedrängt haben. Während sich die Konsumkurve dieser Durstlöscher seit den 1970er Jahren kontinuierlich auf einer Talfahrt befindet, steigt die Softdrink-Kurve immer steiler an.

Der Karies-Alarm der Zahnärzte, der vor stark gezuckerten Getränken eindringlich warnt, scheint nicht in das Bewusstsein der breiten Bevölkerung zu dringen. Auch die Tatsache, dass viele Softdrinks Phosphorsäure enthalten, wird ignoriert. Diese Säure beeinträchtigt die Aufnahme von Kalzium durch den Körper. Bei Kindern und Jugendlichen hat das besonders fatale Folgen, denn Kalziummangel während des Wachstums wirkt sich auf die Knochendichte aus – und damit ist die Osteoporose schon vorprogrammiert. Hinzukommt, dass sich Kinder und Jugendliche heutzutage im Durchschnitt weniger im Freien aufhalten und damit auch in geringerem Maß dem Sonnenlicht ausgesetzt sind. Sonne jedoch bildet einen wichtigen Katalysator für die körpereigene Vitamin-D-Produktion. Unterm Strich betrachtet, führen die Softdrinks also unweigerlich das Risiko für Mangelerscheinungen, Übergewicht und – nicht zuletzt – Diabetes im Schlepptau.

Verringern Sie Ihren Softdrink-Konsum!

Nicht nur unseren Kindern und Jugendlichen muss man diesen Rat geben, auch die Erwachsenen greifen viel zu häufig zu diesen Getränken mit geballter Zuckerladung. Eigentlich lässt sich das nur schwer nachvollziehen. Niemand würde sich freiwillig zehn Teelöffel Zucker in den Kaffee oder Tee schütten, aber die entsprechende Süße scheint bei den Softdrinks nicht wahrgenommen zu werden. Nur unserem Körper ist klar, was wir ihm antun, und er reagiert mit Fettpölsterchen – und das ziemlich rasant, vor allem wenn die tägliche Nahrung insgesamt viel Zucker und hochglykämische Kohlenhydrate enthält.

Neben den üppigen Fettzellen liefern uns die Softdrinks häufig auch noch Nervosität und Schlafstörung frei Haus.

Zu den zu wenig beachteten Inhaltsstoffen zählt auch das in vielen dieser Getränke enthaltene Koffein. Bei Kindern zeigen sich die Nebenwirkungen sehr schnell, aber auch bei Erwachsenen bringt Koffein derartige Probleme. Zwar vertragen die meisten Menschen Koffein in mäßiger Menge ohne weiteres, jedoch im Übermaß genossen, macht es sich auf sehr störende Weise bemerkbar.

Also was tun? Verbannen Sie Softdrinks aus Ihrem Haushalt, und decken Sie sich mit Mineralwasser, ungesüßten Fruchtsäften, Limonaden und Sportdrinks, koffeinfreiem Kaffee sowie Kräuter- und Früchtetees ein. Stillen Sie Ihren Appetit nach Süßem mit Obst, dessen Süße wesentlich feiner schmeckt als die der »softigen Zuckerwässerchen«.

An vielen Schulen und in zahlreichen Kindergärten versucht man, mit unterschiedlichen spielerischen und aufklärenden Aktionen, die Kinder von den Softdrinks wegzubringen. Unterstützen Sie derartige Aktivitäten entweder direkt oder zumindest, indem Sie selber Vorbild sind und Ihren Haushalt frei von Softdrinks halten. Ihre eigene Gesundheit und die Ihrer Kinder werden es Ihnen lohnen!

20

Achten Sie auf das Etikett!

Vollkornprodukte sind wahre Kraftpakete, was ihre Inhaltsstoffe betrifft. Sie enthalten Ballaststoffe, Vitamin E, Vitamin B_6, Magnesium, Zink, Kalium, Kupfer und Hunderte andere Phythostoffe. Zusammen genommen bilden diese Stoffe eine schlagkräftige Waffe gegen Nährstoffmangel und viele Krankheiten. Doch wer sagt uns, ob in den Produkten tatsächlich »volles Korn« drinsteckt? Vor allem in welcher Menge? Enthält das Vollkornbrot nur Vollkornmehl oder nicht auch weißes (raffiniertes) Mehl?

In den EU-Ländern ist man gerade dabei, die Lebensmittel-Kennzeichnungsverordnung zu verschärfen (Stand Juli 2003). Ziel ist es, nicht nur wie bisher fertig verpackte Lebensmittel mit aussagekräftigen Zutatenlisten zu versehen, sondern auch lose verkaufte Ware oder Waren, die bislang noch nicht in vollem Umfang kennzeichnungspflichtig waren (wie Schokolade). Doch die Umsetzung wird wohl noch eine ganze Weile dauern. Was das Brot aus vollem Korn betrifft, sollten Sie sich eine Bäckerei suchen, in der man Ihnen kompetente, zuverlässige Auskunft geben kann.

Einige wichtige Dinge sollten Sie wissen:

Die Zutatenliste (auch Zutatenverzeichnis genannt): Sie informiert über die Zusammensetzung des Lebensmittels.

- Die Zutaten sind in absteigender Reihenfolge ihres Gewichtsanteils aufgeführt. Das heißt: An erster Stelle steht die Hauptzutat, an letzter die Zutat, die in der kleinsten

Menge enthalten ist. Für die wichtigsten oder auf der Verpackung abgebildeten Zutaten finden Sie den Anteil in Prozentangaben.

Die Nährwertangaben: Sie sind in einer Tabelle zusammengefasst und beziehen sich jeweils auf 100 Gramm oder Milliliter des Produkts (manchmal sind sie auch zusätzlich für eine Portion angegeben).

Die Angaben in Gramm beziehungsweise Milliliter umfassen:

- Brennwert (Kilojoule/Kalorien),
- Eiweiß (Proteine),
- Kohlenhydrate, wobei Zucker gesondert ausgewiesen wird,
- Fett (gesättigte Fettsäuren sind gesondert ausgewiesen),
- Ballaststoffe
- Nährstoffe wie zum Beispiel Natrium, Phosphor oder Magnesium. Bei den Nährwerten muss auch immer angegeben sein, wie viel Prozent der empfohlenen Tagesdosis gedeckt werden. Zum Beispiel Magnesium 53 mg = 17 % bedeutet, 100 Gramm oder Milliliter des Produkts enthalten 53 Milligramm Magnesium und decken 17 Prozent des Tagesbedarfs an diesem Nährstoff.

Zusatzstoffe: Dazu gehören Verdickungsmittel, Farbstoffe, Geschmacksverstärker, Konservierungsstoffe usw. Sie sind entweder mit ihrem Namen aufgeführt oder mit der entsprechenden E-Nummer, die in allen EU-Ländern einheitlich ist. In diesem Zusammenhang muss auch die Behandlung der Ware angegeben sein, zum Beispiel: »geschwärzt« bei Oliven bedeutet, dass die Früchte mit Eisenverbindungen geschwärzt wurden.

Die Kennzeichnung von Lebensmitteln ist eine Wissenschaft für sich, doch wenn man mal das Prinzip kennt, lässt sich nicht nur das Vorhandensein von Zucker daraus ablesen. Wer sich ausführlicher informieren möchte, findet im Internet reichlich Auskunft, zum Beispiel unter www.dge.de (Deutsche Gesellschaft für Ernährung) oder auch unter www.aid-online.de (Auswertungs- und Informationsdienst für Ernährung, Landwirtschaft und Forsten).

21

Speiseplan fürs Leben

Zu viele Vorschriften machen wenig Spaß, deshalb finden Sie in diesem Kapitel keinen differenzierten Speiseplan für so und so viele Tage oder Wochen. Wir machen Ihnen vielmehr Vorschläge, mit welchen Nahrungsmitteln Sie die einzelnen Mahlzeiten am besten gestalten können.

Wie Sie Ihre Mahlzeiten am besten gestalten

Die folgenden Übersichten sollen Ihnen als Orientierung dienen, damit Sie möglichst abwechslungsreich essen und damit alle Nährstoffe in ausreichendem Maß zu sich nehmen.

Insgesamt bietet Ihnen dieses Buch die ganze Bandbreite der Nahrungsmittel, die der Zucker-Knacker-Ernährungsweise zu Grunde liegen und Ihnen den Erfolg bringen. So können Sie Ihren Zucker-Knacker-Speiseplan leicht – und für immer – nach Ihren eigenen Vorlieben, Ihren Koch- und Einkaufsgewohnheiten richten. Doch wir lassen Sie nicht einfach allein, denn der Rezeptteil des Buches ist eine Fundgrube für alle, die konkrete Anregungen und Rezepte zu schätzen wissen.

Vorschläge fürs Frühstück

Obst: Ideal ist es, wenn Sie zu Beginn des Frühstücks etwas Obst verzehren. Geeignet sind Honigmelone, Orange, Grapefruit, Weintrauben, Kiwi, Pfirsiche, Birne, Blaubeeren, Erdbeeren, Himbeeren oder Brombeeren.

Deftiges: Rühreier in wenig Olivenöl gebraten; Omelett mit wechselnden Zutaten wie Käse, Pilze, Tomaten, Schinken, Zwiebeln oder Frühlingszwiebeln, Paprikaschote oder Räucherlachs.

Toast: Vollkorntoast, aber nicht mehr als zwei Scheiben pro Mahlzeit.

Müsli: Vollkornmüsli in allen Varianten, aber ohne Zuckerzusatz. Verwenden Sie fettarme Milch oder fettarmen Joghurt. Und falls Sie das Müsli süßen möchten, nehmen Sie Süßstoff. Sie können auch die oben genannten Beerenfrüchte zugeben, dann schmeckt das Müsli frischer.

Vorschläge fürs Mittagessen

Es kommt auf Ihren Tagesablauf an, ob Sie mittags oder abends eine warme Mahlzeit zu sich nehmen. Die Vorschläge fürs Mittagessen und Abendessen sind ohne weiteres austauschbar.

Falls Sie mittags nur ein Sandwich verspeisen möchten, bevorzugen Sie Brot aus Roggen- oder Weizen-Vollkornmehl. Vielleicht schmeckt Ihnen auch ein Vollkorn-Pitabrot. Als Füllung oder Brotbelag empfehlen sich Thunfisch, gegrilltes Hähnchen oder Roastbeef – möglichst in Kombination mit pflanzlicher Kost wie Sauerkraut, Avocado, Alfalfasprossen, geraspelte Möhren, Gurkenscheiben oder ein anderes Gemüse. Auch Blattsalate mit einer einfachen Vinaigrette (Rezept siehe Seite 156) bringen Abwechslung und gebündelte Nährstoffe.

Vorschläge fürs Abendessen

Wer nur abends warm essen kann, muss auf eine breite Auswahl nicht verzichten. Denken Sie nur bitte daran, dass Sie Ihre Mahlzeit bis etwa 20.00 Uhr beendet haben sollten. Für warme Mahlzeiten können Sie aus dem Vollen schöpfen; mageres Fleisch, Geflügel ohne Haut oder Fisch stehen zur Wahl. Kombinieren Sie diese Proteinlieferanten oder auch eine Vollkornpasta mit Gemüse, Hülsenfrüchten oder einem Blattsalat. Eine ausführliche Liste finden Sie in Kapitel 11 (»Das sollten Sie essen«).

Vorschläge für Snacks

Den kleinen Hunger zwischendurch sollten Sie nicht übergehen. Wählen Sie für die Zwischenmahlzeiten zum Beispiel: Nüsse (eine Hand voll), Obst (ein Stück oder eine Hand voll), rohes Gemüse wie zwei, drei Stangen Staudensellerie, eine Möhre, ein paar Radieschen, eine Tomate oder Paprikaschote. Rohkost schmeckt besser mit einem Dip (Vinaigrette oder Salsa). Gut als Snack eignen sich auch Vollkornkräcker, eine halbe Avocado mit Zitronensaft, etwas Käse, eine Hand voll Oliven oder eingelegtes Gemüse (Mixed Pickles).

Vorschläge für den Nachtisch

Wenn süßes Obst oder Nüsse Ihre Gelüste auf Süßes nicht befriedigt, können Sie durchaus auch einmal zu einem Stück dunkler Schokolade greifen (mindestens 60 Prozent Kakaoanteil). Auch ungezuckerte Eiscreme ist erlaubt. Bei Schokolade und Eis als Nachtisch sollte die vorhergehende Mahlzeit allerdings aus möglichst niedrigglykämischen Zutaten bestehen.

Vorschläge für Getränke

Wasser steht an oberster Stelle (1,5 bis 2 Liter pro Tag). Auf eine Tasse Kaffee oder schwarzen Tee müssen Sie nicht verzichten, solange Sie diese koffeinhaltigen Getränke nicht im Übermaß genießen. Grüner Tee sowie Kräuter- und Früchtetee und ungesüßte Fruchtsäfte bringen Abwechslung in die Getränkepalette.

22

Nicht ohne etwas Süßes

Es gibt eine ganze Reihe von Möglichkeiten, die den geliebten süßen Geschmack in Speisen und Getränke bringen, ohne den Blutzuckerspiegel zu erhöhen und Ihnen überflüssige Fettzellen bescheren. Weißen oder braunen Zucker, Melasse, Honig oder Maltose, die diese Effekte mit sich bringen, sollten Sie so weit wie nur möglich meiden.

Süßstoffe: Süßstoffe kennt man seit über 100 Jahren. Sie sind kalorienfrei beziehungsweise kalorienarm und besitzen eine deutlich stärkere Süßkraft als Haushaltszucker. Es gibt sie in Form von Tabletten, als Streusüße und in flüssiger Form.

Auf dem europäischen Markt sind nur bestimmte Süßstoffe zugelassen, die Sie in jedem Supermarkt oder Reformhaus finden. Die Zulassung unterliegt strengen Vorschriften. Hier zwei Beispiele:

- Saccharin ist eine Entdeckung des Chemikers C. Fahlberg, der im Jahr 1879 die Vorteile dieses kalorienfreien Zuckerersatzes feststellte. Das weiße, geruchlose, süß schmeckende Pulver lässt sich leicht in heißem Wasser, nicht aber in kaltem auflösen. Es eignet sich gut zum Kochen und Backen. Von unserem Körper wird Saccharin unverändert ausgeschieden, also in keiner Weise verwertet.
- Thaumatin wurde erst 1994 europaweit zugelassen. Es ist ein Protein-Süßstoff, der aus der afrikanischen Katemefrucht gewonnen wird. Er ist nicht hitzebeständig, daher

ungeeignet fürs Kochen oder Backen. Und man muss es mögen, denn es hinterlässt einen lakritzeähnlichen Nachgeschmack.

Fruktose: Das ist der natürliche Fruchtzucker, der beispielsweise in Obst und Gemüse reichlich vorhanden ist. Mit einem niedrigen glykämischen Index von 22 verursacht er jedoch eine wesentlich geringere Insulinausschüttung als Haushaltszucker. Er ist wasserlöslich, koch- und backfest und verfügt über eine etwas höhere Süßkraft als Haushaltszucker, für den er ein guter Ersatz ist.

Unser Rat: Mit Süßstoffen verhält es sich letztlich wie mit Zucker, Alkohol und anderen Lebensmitteln: Es kommt auf die Dosis an. Alles, was im Übermaß genossen wird, schadet dem Körper. Zusätzliche Süße aus unserer Ernährung radikal zu streichen, wird uns niemals gelingen. Der Mensch ist einfach nicht dafür geschaffen, auf Süßes vollkommen zu verzichten. Wir raten Ihnen daher in Bezug auf die alternativen Süßungsmittel, diese mit Bedacht und Mäßigung zu verwenden und zu versuchen, Ihre Gelüste nach Süßem weitgehend mit natürlichem Zucker, der in Obst und manchen Gemüsen enthalten ist, zu befriedigen.

Fazit: Süßstoffe, Fruktose oder andere Zuckeraustauschstoffe wirken sich nicht wie Haushaltszucker ungünstig auf den Blutzuckerspiegel aus. Als Zuckerersatz und in Maßen eingesetzt sind sie eine gute Alternative für alle, die dauerhaft an Gewicht verlieren möchten.

23

Noch ein Wort zum Alkohol

Über den Genuss von Alkohol haben wir ja in diesem Buch schon mehrfach gesprochen. Lassen Sie uns die Fakten hier noch einmal kurz zusammenfassen.

Wir haben gesagt, dass Alkohol – in geringen Mengen genossen – helfen kann, Herzerkrankungen, Prostatakrebs, Brustkrebs, Altersdemenz und wahrscheinlich auch der Alzheimer Krankheit vorzubeugen. Die Rede ist dabei hauptsächlich von Rotwein, der durch seine hochwirksamen Antioxidantien (Polyphenole und Bioflavonoide) diesen Vorbeugungseffekt mit sich bringt.

Diese Erkenntnis wird von vielen namhaften Wissenschaftlern bestätigt. Aber:

- Die Betonung liegt wirklich auf mäßig, denn jedes Zuviel beim Alkohol bringt mehr Schaden, als eine geringe Menge nützen kann.
- Wir raten niemandem, der bisher keinen Alkohol getrunken hat, sich nun täglich ein Gläschen zu gönnen! Die günstige Wirkung von Rotwein lässt sich auch mit einem Glas rotem Traubensaft erzielen.
- Alkohol verzögert die Gewichtsabnahme, das heißt, schneller geht es ohne.
- Meiden Sie auf jeden Fall Bier und die mit Zucker beladenen Cocktails.

Wir predigen nicht den Alkoholverzicht, denn in der beschriebenen Genussweise beeinträchtigt zum Beispiel Rotwein das Zucker-Knacker-Ernährungsprogramm nicht. Doch angesichts der schweren gesundheitlichen und seelischen Schäden, die ein hoher Alkoholkonsum anrichten kann, warnen wir ausdrücklich vor jeglichem Übermaß. Und wir möchten Sie außerdem darauf hinweisen, dass auch geringe Alkoholmengen negative Wirkungen haben können, wie zum Beispiel Kopfschmerzen und Einschränkung des Reaktionsvermögens beim Autofahren.

24

Das Gerangel ums Fett

Die Debatten um das Fett in unserer Nahrung erregen immer wieder die Gemüter. Während die einen Fett geradezu verdammen, plädieren die anderen für moderate Mengen. Und manche vertreten sogar den Standpunkt: Fett spielt überhaupt keine Rolle.

Werfen wir noch mal einen Blick zurück: Unter unseren frühzeitlichen Vorfahren gab es welche, die überwiegend fettreiche Nahrung verspeisten, aber auch welche, die sich fast vegetarisch ernährten. Zwischenformen, zum Beispiel jahreszeitlich bedingt, gab es ebenfalls. Die Menschheit hat überlebt und sich als eine der widerstandsfähigsten Spezies unserer Erde erwiesen. Die »Fettfrage« ist erst in den letzten Jahrzehnten in den Brennpunkt geraten und mit der Aussage »Fett ist schädlich« auf die Spitze getrieben worden.

Schadet Fett?

Diese Frage bejahten eine Zeit lang sehr viele Experten. Jeder, der etwas dazu zu sagen hatte – oder auch nicht –, sprang auf den Low-Fat-Zug auf, und zahllose Menschen nahmen Platz darin. Was waren die Folgen?

- Der durchschnittliche Fettkonsum sank tatsächlich um stattliche Prozent (zwischen 10 und 20 Prozent).
- Der Lebensmittelmarkt wurde mit fettarmen Produkten geradezu überschwemmt.

- Das Fett, das man den Produkten entzog, wurde häufig durch raffinierten Zucker oder raffiniertes Mehl ersetzt.
- Die Rate der Krankheiten, die mit Übergewicht zusammenhängen, stieg und stieg.
- Noch nie waren so viele Menschen übergewichtig bis fettleibig; sogar unsere Kinder sind davon betroffen.

Das mag alles polemisch klingen, aber unterm Strich muss man leider feststellen, dass eine fettarme oder stark fettreduzierte Ernährung offensichtlich kein schlagkräftiges Instrument für eine effiziente Gewichtsabnahme darstellt.

Zum Glück bleibt die Forschung in Bewegung: Sagte man vor Jahren noch: »Das Essen von Fett erhöht das Risiko für Brustkrebs«, lautet heute die Aussage: »Je fetter man wird, desto höher wird das Brustkrebsrisiko.« Um den gravierenden Unterschied in diesen beiden Aussagen zu erkennen, muss man sich eine andere These näher anschauen. Sie heißt: »Das Fett, das man isst, verwandelt sich in Körperfett.« Daraus wurde fast schon ein Glaubensbekenntnis, und es führte zu einem übermäßigen Konsum von Kohlenhydraten. Und diese wiederum können aufgrund unseres Stoffwechsels als Fett abgespeichert werden. Es ist also nicht allein das Fett, das fett macht!

Fett muss sein

Für uns gibt es keinen Grund, das Fett aus der Nahrung zu verbannen oder ihm überhaupt keine Beachtung zu schenken. Wir beschreiten – wie viele andere Experten – den Königsweg und sagen: »Um den optimalen Nutzen aus unserer Ernährung zu ziehen, muss sie Fett enthalten.« Fett oder genauer gesagt Fettsäuren haben wichtige Aufgaben in dem

Chemiehaushalt unseres Körpers. Fettsäuren sind wichtig für das Wachstum, den Stoffwechsel, die Zellfunktionen, die Geschlechtshormone und für den Transport der Vitamine A, D, E und K. Ersatz dafür existiert nicht, und ein Mangel an Fettsäuren ruft auch immer eine Beeinträchtigung der damit verbundenen Körperfunktionen hervor.

Ganz unabhängig von diesen körperbezogenen Aspekten sollten wir auch die Fettsäuren nicht als Geschmacksträger unterschätzen. Und aus Sicht unseres Ernährungsprogramms finden wir es der Gesundheit zuträglicher, wenn ein paar fetthaltige Nüsse die Lust auf etwas Süßes befriedigten – statt ein mit Zucker voll gepacktes Dessert.

Selbstverständlich muss man die Unterschiede bei den Fettsäuren kennen:

- Einfach gesättigte und mehrfach gesättigte Fettsäuren wirken sich günstig auf den Cholesterinspiegel aus, indem sie helfen, das »gute« Cholesterin (HDL) zu erhöhen und das »schlechte« (LDL) zu senken.
- Den ungesättigten Fettsäuren spricht man wenig Gutes zu, und wir raten zur Zurückhaltung, weil wir unter anderem den Verzehr dieser Fette in Verbindung mit hochglykämischen Zutaten als risikoreich betrachten – zumindest nach dem jetzigen Stand der Forschung.

Unser Rat: Wir empfehlen den Verzehr von einfach gesättigten Fettsäuren (enthalten in Olivenöl, Avocados oder Nüssen) sowie von mehrfach gesättigten Fettsäuren (enthalten in Fisch oder Pflanzenölen wie Mais-, Distel oder Sojaöl).

Zur Fettmenge: 30 Prozent (oder sogar 40 Prozent) des täglichen Kalorienbedarfs sollten aus einfach und mehrfach gesättigten Fetten kommen. Untrennbar damit verbunden ist jedoch eine Ernährung mit ballaststoffreichem, niedrigglykämischem Obst und Gemüse sowie Vollkornprodukten.

25

Ihre natürlichen Gewichtsgrenzen

Schon viele Menschen haben mit der Zucker-Knacker-Ernährungsweise ihr Körpergewicht verringert. Bei manchen fielen die Pfunde sehr schnell, es purzelten zwei bis fünf Pfund in der Woche, bei anderen zog es sich eine ganze Weile dahin.

Die Gewichtsabnahme verläuft individuell

Für die oben genannten Unterschiede gibt es viele Gründe, denn die Gewichtsabnahme verläuft bei jedem ganz individuell. Sie hängt ab von

- der persönlichen Stoffwechselrate;
- der Menge der Pfunde, die man abnehmen sollte;
- der Intensität, mit der man den neuen Weg der Ernährung beschreitet;
- der Nahrungsmenge, die man täglich zu sich nimmt;
- den Medikamenten, die den Stoffwechsel beeinflussen;
- der Einnahme von Hormonen (Antibabypille oder Hormonersatz-Therapie);
- Erkrankungen, die das Körpergewicht beeinflussen können, wie zum Beispiel Funktionsstörungen der Schilddrüse.

Generell nimmt man niemals kontinuierlich ab. Die Veränderung in der Ernährung setzt die Gewichtsabnahme in Gang und bringt sichtbare Erfolge. Dann aber kann das Ganze ins Stocken geraten, obwohl Sie sich genau an die neue Form der Ernährung halten und auch Ihr Bewegungstraining nicht vernachlässigen. Das bedeutet: Sie haben die »Plateauphase« erreicht.

Wenn Sie Glück haben, ist diese Phase schnell überwunden, oder es handelt sich lediglich um eine Verlangsamung der Gewichtsabnahme. Ob diese Phase überhaupt eintritt oder wie lange sie dauert, hängt von Ihnen ab. Auch verläuft alles individuell. Bei dem einen währt die Phase eine Woche, bei andern mehr als sechs Wochen. Menschen, die um die zehn Pfund abnehmen sollten, um den normalen BMI zu erreichen, erleben die Plateauphase nicht, wenn die überflüssigen Pfunde innerhalb der ersten Wochen fallen. Wer sehr viel abnehmen muss, wird mit einiger Sicherheit mehrere Plateauphasen hinter sich bringen.

Lassen Sie sich auf keinen Fall durch diese Stagnationszeiten irritieren, deprimieren oder von Ihrem Vorhaben abhalten! Diese Phasen gehen vorbei und treten nie wieder auf, sobald Sie Ihr natürliches oder individuelles Gewicht erreicht haben.

Ihr individuelles Gewicht

Was ist das natürliche oder individuelle Gewicht? Kann man das ausrechnen oder von einer Tabelle ablesen? Nein, denn es hängt von Ihnen ganz persönlich ab. Wir Menschen unterscheiden uns ja stark voneinander. Allein schon in der Größe, aber auch im Detail. Der eine verfügt über zierliche Knochen, eine schmale Taille und wenig ausgeprägte Muskeln. Der andere ist mit seinem stämmigen Körperbau und seinen kräftigen Muskeln genau das Gegenteil. Und dazwischen liegen unendlich viele Varianten. Eine zuverlässige Leitlinie ist der Body Mass Index (siehe Seite 52ff), alle Werte, die unter 25 liegen, sind in Ordnung (wobei Sie selbstverständlich nicht in den Bereich der Untergewichttendenz – unter 19 oder 18 – rutschen sollten).

Über den Daumen gepeilt, kann man sich an dem Gewicht, das man mit 21 oder 25 Jahren hatte, orientieren. Doch ob Sie das erneut erreichen wollen, hängt von so vielen unterschiedlichen Faktoren ab, dass man diese Faustregel wirklich nur als mögliche Krücke betrachten kann. Vielleicht hatten Sie in dem Alter – wie so viele junge Menschen – schon Übergewicht. Wir erwähnen dies hier auch nur, weil so viele Menschen den Wunsch haben, wieder »wie 20« auszusehen.

Eine bessere Methode ist es, sich anzuschauen, wie die Eltern und Großeltern in ihren jungen Jahren ausschauten. Neben den genetisch bedingten Rückschlüssen, die man zum Teil daraus ziehen kann, betrachten Sie Menschen, die noch nicht von den »Segnungen« der modernen Zeit – sei es Fastfood, Bewegungsmangel durch Fernsehen oder Computer – betroffen waren. Allerdings gab es auch früher Menschen, die durch falsche Ernährung überflüssige Pfunde mit sich herumschleppten.

Der allerbeste Rat, den wir Ihnen geben können, ist: Nehmen Sie den Body Mass Index als Orientierung, und genießen Sie die neue Form der Ernährung – die Zucker-Knacker-Ernährungsweise –, mit der Sie ein Gewicht erreichen, bei dem Sie sich wohl und vital fühlen. Genießen Sie, dass Sie dafür nicht wochenlang hungern oder auf unzählige Dinge verzichten müssen.

26

Warum das Zucker-Knacker-Konzept funktioniert

Wahrscheinlich wissen Sie inzwischen längst, warum das Zucker-Knacker-Ernährungskonzept Ihnen zu einem gesünderen und längeren Leben verhilft und Ihnen eine dauerhafte Gewichtsabnahme ermöglicht. Wir möchten daher hier nur noch einmal die fünf wichtigsten Punkte zusammenfassen, gewissermaßen als Merkzettel (oder zum Weitererzählen):

- Bei der Zucker-Knacker-Ernährungsweise kommen 40 Prozent des täglichen Kalorienbedarfs aus ballaststoffreichen, niedrigglykämischen Kohlenhydraten. Diese Nahrung liefert dem Körper alle notwendigen Vitamine, Mineralstoffe und Antioxidantien.
- Bei der Zucker-Knacker-Ernährungsweise kommen 30 Prozent des täglichen Kalorienbedarfs aus Proteinen. Zu den Proteinlieferanten zählen auch Fleisch und andere von Tieren stammende Produkte.
- Bei der Zucker-Knacker-Ernährungsweise kommen 30 Prozent des täglichen Kalorienbedarfs aus Fetten, die alle Fettsäuren enthalten, die nicht nur lebensnotwendig sind, sondern auch Ihre Gesundheit fördern.
- Das Zucker-Knacker-Ernährungskonzept bietet eine abwechslungsreiche, gesunde Nahrung, die Mangelerscheinungen verhindert und die – nicht zuletzt – ausgezeichnet schmeckt.
- Die Zucker-Knacker-Lebensweise ist einfach zu befolgen

und erfordert – außer genügend Bewegung – keinerlei zusätzliche Maßnahmen oder qualvolle Verzichte.

Genießen Sie einfach die Zucker-Knacker-Lebensweise, und werden Sie beziehungsweise bleiben Sie schlank und gesund!

27

Gourmet-Rezepte – einfach und schnell

In diesem Kapitel finden Sie Rezepte von Gerichten, die in internationalen, renommierten Gourmet-Restaurants serviert werden. Die Restaurants sowie deren Küchenchefs können alle hochkarätige Auszeichnungen der Gourmet-Fachwelt aufweisen. In den USA zählen dazu die begehrten, ehrenvollen Preise der James-Beard-Stiftung (einer Institution, die Kochkunst auf höchstem Niveau fördert, pflegt und beurteilt).

Erschrecken Sie nicht, die hohe Schule des Kochens wird Ihnen nicht schwer fallen. Alle Rezepte eignen sich selbstverständlich für die Zucker-Knacker-Ernährungsweise. Viele der Gerichte sind einfach und schnell zubereitet. Für manche brauchen Sie etwas mehr Zeit, dafür eignen sie sich aber bestens als Festessen oder zum Bewirten von Freunden. Um die Gourmet-Palette abzurunden, haben wir auch einige aufwändige, nicht ganz alltägliche Gerichte aufgenommen.

Vielleicht kommen Sie ja mal in eine der Städte, in denen sich die genannten Restaurants befinden, und Sie gönnen sich den Luxus, an Ort und Stelle ein Originalgericht zu verspeisen. Doch wie gesagt, den exquisiten Genuss können Sie auch zu Hause haben, denn selbst Menschen, die wenig Zeit oder Lust zum Kochen haben, werden sicherlich unter den nachfolgenden Rezepten viele zu ihren Lieblingsgerichten küren.

Schlemmen wie im feinsten Restaurant

Spitzenköche legen besonderen Wert auf erntefrische Zutaten, die aus der Region stammen oder für das Ursprungsland des Gerichtes typisch sind. Nicht alles lässt sich im deutschsprachigen Raum problemlos beschaffen. In den Rezepten beziehungsweise Tipps werden daher geschmacklich und qualitativ gleichwertige Ersatzzutaten genannt.

Zutatentipps

Je hochwertiger die Zutaten, umso schmackhafter das Gericht. Dabei geht es eher selten um teure Zutaten, sondern vielmehr um die Frische und Reinheit der Produkte.

Obst und Gemüse: Ausgereiftes Obst und Gemüse, das aus der Region stammt und daher nur einen kurzen Transportweg hinter sich hat, enthält die höchstmögliche Menge seiner wertvollen Inhaltsstoffe. Denken Sie an die Faustregel: Obst und Gemüse muss nicht nur frisch aussehen, sondern auch frisch – aromatisch – riechen. Einen guten Ersatz bieten vollreif eingefrorenes, naturbelassenes Obst und Gemüse.

Gesundes Öl: Spitzenköche verwenden Olivenöl. Dabei gibt es allerdings Unterschiede, die durch strenge EU-Vorschriften bestimmt und an der Namensgebung erkennbar sind:

- *Natives Olivenöl extra* darf ein Öl nur genannt werden, wenn es kalt gepresst wurde und bei der Extraktion keinerlei Hitze eingesetzt wurde. Den weiteren Ausschlag für diese Top-Qualität gibt der Säuregrad, der unter einem Prozent liegen muss. Es ist das teuerste Öl, aber dafür sehr ergiebig, sodass die sparsame Verwendung den Preis gewissermaßen relativiert. Spitzenköche und viele gesundheitsbewusste Hausfrauen bevorzugen dieses Öl.

- *Natives Olivenöl* muss unter den gleichen Bedingungen wie Natives Olivenöl extra hergestellt werden, darf aber einen Säuregrad bis zu zwei Prozent besitzen. Stammt es aus einem EU-Land, hat es eine hervorragende Qualität.
- *Einfaches Olivenöl* kann ausgezeichnet sein, muss aber nicht, da die Ansprüche an Säuregehalt, Farbe, Aroma und Geschmack bei weitem nicht so hoch sind wie bei den beiden vorgenannten Ölsorten. Feinschmecker, die Olivenöl als Geschmacksträger gerne, aber sparsam einsetzen, verwenden dieses Öl eher zögerlich.

Anmerkung zu den Portionen: Die nachfolgenden Gerichte lassen sich sehr variantenreich einsetzen. Sie können daraus ein Menü zusammenstellen, viele der Gerichte eignen sich als Vorspeise genauso gut wie als Zwischenmahlzeit. Die Portionsangaben dienen als Orientierung. Sie dürfen von einem kleinen, leichten Gericht auch mal zwei Portionen essen, müssen das aber natürlich in Ihrer Gesamtnahrungsmenge des Tages berücksichtigen.

Gesund kochen: Moderne Küchenchefs verwenden – wie gesagt – Nahrungsmittel, die so frisch wie nur irgend möglich sind. Ihnen ist der Zusammenhang von frischer Ware und besserem Nährstoffgehalt sehr bewusst. Auch die Verarbeitung erfolgt so schonend wie möglich. Dazu ein kleiner Tipp: Zwiebeln, Petersilie und Ähnliches werden häufig gehackt. Falls Sie nicht über ein geeignetes Profimesser und die richtige »Hacktechnik« verfügen, schneiden Sie die Frischkost mit einem scharfen Messer einfach klein. Anderenfalls hackt man die wertvollen Pflanzensäfte förmlich heraus, und sie landen auf dem Schneidebrett und nicht im Gericht.

Leckere Rezepte aus aller Welt

Zucchini mit Thymian

Rezept von Eberhard Muller, »Bayard's«, New York

Für 4 Portionen

3 Esslöffel Natives Olivenöl extra
5 Esslöffel frischer zerkleinerter Thymian (siehe TIPP)
1 Knoblauchzehe, fein zerkleinert
700 g Zucchini, in feine Streifen geschnitten
Salz
Pfeffer aus der Mühle
1 Esslöffel frisch gepresster Zitronensaft
2 Esslöffel frische zerkleinerte Petersilie

Das Öl in einer großen Pfanne erhitzen. Die Hälfte des Thymians und den Knoblauch hinzufügen und unter Rühren 1 Minute anbraten. Die Zucchini zugeben und unter gelegentlichem Rühren etwa 5 Minuten garen, bis sie beginnen, weich zu werden. Mit Salz und Pfeffer würzen und noch einmal vorsichtig, aber gründlich umrühren.

Das Gemüse in eine Schüssel geben und mit Zitronensaft beträufeln. Petersilie und den restlichen Thymian darüber streuen und warm servieren. Nach Belieben mit Pfeffer und Salz nachwürzen.

TIPP: Nehmen Sie nach Möglichkeit frischen Thymian. Falls Sie ersatzweise getrockneten Thymian verwenden, reichen 1 bis 2 Esslöffel vollkommen aus, denn seine Würzkraft ist sehr viel stärker als die von frischen Thymianblättern.

Gebackene Tomaten

Eberhard Muller, »Bayard's«, New York

Für 6 Portionen
6 mittelgroße vollreife Fleischtomaten
2 Knoblauchzehen, fein zerkleinert
6 Stängel frischer Thymian (die Blättchen entfernt und fein zerkleinert) oder 1 Teelöffel getrockneter Thymian
Salz
Schwarzer Pfeffer aus der Mühle
$^{1}/_{8}$ l Natives Olivenöl extra
1 Esslöffel Sherry-Essig

Den Backofen auf 150 °C (Gas Stufe 1) vorheizen.

Die Tomaten abziehen (siehe TIPPS) und halbieren. Die Kerne vorsichtig herausdrücken oder mithilfe eines Teelöffels entfernen.

Eine flache, feuerfeste Auflaufform gründlich mit Öl einfetten und die Hälfte des Knoblauchs und des Thymians möglichst gleichmäßig darin verteilen. Etwas Salz und Pfeffer darüber geben. Die Tomaten mit der Schnittfläche nach unten hineinlegen und das restliche Öl darüber träufeln. Die Tomaten nach Belieben mit Salz und Pfeffer bestreuen und den restlichen Knoblauch sowie den restlichen Thymian darüber verteilen.

Die Tomaten 2,5 bis 3 Stunden im vorgeheizten Ofen backen, bis sie weich sind und fast wie karamellisiert wirken.

Den Saft, der sich in der Form gesammelt hat, über die Tomaten geben und das Gericht in der Form heiß servieren.

TIPPS: Das Originalgericht wird mit verschiedenfarbigen Tomaten zubereitet (rot, gelb und grün). Da gelbe und grüne Sorten schwer zu bekommen sind, können Sie ohne weiteres ausschließlich rote Tomaten nehmen, allerdings sollten Sie darauf achten, dass sie sehr aromatisch riechen und schmecken. Mit wässrigen, faden Tomaten schmeckt das Gericht nur halb so gut.

Für den Geschmack ist es wichtig, dass Sie die Tomaten schälen. Die Schale lässt sich ganz leicht abziehen, wenn Sie die Früchte mit kochend heißem Wasser übergießen, mit einem Schaumlöffel herausnehmen und in eiskaltes Wasser tauchen.

Wer ist Eberhard Muller?

Der Spitzenkoch wurde als Eberhard Müller im Schwarzwald geboren. Nach seiner Ausbildung arbeitete er drei Jahre in Paris im »L'Archestrate« (drei Michelin-Sterne). Danach eröffnete er zusammen mit Gilbert LeCoze in New York das Gourmet-Restaurant »Le Bernardin«. Als dessen Küchenchef wurde er von der New York Times mit fünf Sternen ausgezeichnet. Als Nachfolger des legendären Andre Soltner übernahm er die Leitung des Restaurants »Lutece«. Seit 2001 residiert er als Geschäftsführer und Küchenchef im eleganten »Bayard's«, das sich im Bankenviertel von Manhattan nahe der Wallstreet befindet.

Zusammen mit seiner Frau Paulette betreibt Eberhard Muller eine eigene Farm in North Fork auf Long Island, die das »Bayard's« mit biologisch angebauten Salaten, Gemüsen und Kräutern beliefert. Dabei legt er besonderen Wert auf Sorten, die erfahrungsgemäß in dieser Region besonders gut gedeihen.

Gebratene Lammhaxe

Rezept von Charlie Socher, »Café Matou«, Chicago, Illinois

Für 4 Portionen

4 Lammhaxen
Salz
Schwarzer Pfeffer aus der Mühle
2 Esslöffel getrocknete Kräuter der Provence
8 Knoblauchzehen (nach Belieben mehr), abgezogen
4 mittelgroße Zwiebeln, geschält und halbiert
¼ l Weißwein
¼ l Fleisch- oder Hühnerbrühe
2 Anchovis, fein zerkleinert
Zesten einer Zitrone
2 Esslöffel fein zerkleinerte Petersilie
1 Zitrone, in dünne Scheiben oder Spalten geschnitten

Den Backofen auf 200 °C (Gas Stufe 3) vorheizen.

Die Lammhaxen salzen und pfeffern und mit den Kräutern bestreuen. Das Fleisch in einen Bräter (mit Deckel) legen und zugedeckt 30 bis 40 Minuten im vorgeheizten Ofen braten.

Den Bräter aus dem Ofen nehmen und die Bratflüssigkeit in eine Pfanne gießen und abkühlen lassen.

Knoblauch, Zwiebeln, Weißwein, Brühe, Anchovis und die Zitronenzesten zum Fleisch geben. Die Ofentemperatur auf 160 °C (Gas Stufe 1) reduzieren und das Ganze – zugedeckt – weitere 1,5 Stunden braten.

Inzwischen die Bratflüssigkeit entfetten (mit einem Löffel oder Küchenpapier die Fettschicht abheben). Den Sud köcheln lassen, bis er auf ein Viertel der ursprünglichen Menge reduziert ist. Den eingedickten Sud zum Fleisch geben.

Das Fleisch nach Belieben mit Salz und Pfeffer abschmecken und mit Petersilie und Zitronen garniert heiß servieren.

Wer ist Charlie Socher?

Der in Chicago geborene Spitzenkoch begann sein Berufsleben als Professor für Wirtschaftswissenschaften an der Universität Alaska. 1981 ging er jedoch nach Paris, um seine Karriere als Koch zu starten. Dort arbeitete er in verschiedenen angesehenen Restaurants. Nach Chicago zurückgekehrt, war er Küchenchef in so edlen Restaurants wie »Ambria«, »The Chardonnay«, »Chez Chazz« und »Brett's«. 1997 eröffnete er das »Café Matou«, das seither von der Restaurantkritik, zum Beispiel im Gault Millau, mit höchstem Lob bedacht wird.

Blumenkohl-Porree-Suppe

Rezept von Franklin Becker, »Capitale«, New York

Für 8 Portionen
2 mittelgroße Köpfe Blumenkohl
3 Stangen Porree, jeweils nur den weißen Teil verwenden
2 Knoblauchzehen, abgezogen
$^1/_8$ l geklärte Butter (siehe TIPPS)
2 Teelöffel scharfes Currypulver (»Madras-Curry«)
Salz
Weißer Pfeffer aus der Mühle

Blumenkohl und die weißen Teile des Porrees in ungefähr gleich große Stücke schneiden. Das Gemüse in einen großen Topf geben und den Knoblauch hinzufügen. So viel kaltes Wasser zugießen, dass das Gemüse knapp bedeckt ist. Das Ganze zum Kochen bringen, dann die Hitze verringern und etwa 1 Stunde köcheln lassen.

Inzwischen in einer kleinen Pfanne die Butter bei mittlerer Hitze erwärmen und das Currypulver gründlich unterrühren, wobei es aber nicht verbrennen darf. Die Curry-Butter durch ein feines Sieb gießen und warm halten.

Das Gemüse abgießen, die Kochflüssigkeit dabei auffangen. Das Gemüse im Mixer pürieren und dabei so viel Kochflüssigkeit zugeben, bis ein sämiges Püree entstanden ist. Während des Pürierens die Curry-Butter langsam zugeben. Die Suppe mit Salz und Pfeffer würzen. Heiß servieren.

TIPPS: Die Konsistenz der Suppe können Sie nach Belieben mit der Kochflüssigkeit regulieren. Wer dickliche, sämige Suppen mag, nimmt weniger Kochflüssigkeit, wer lieber dünnere Suppen isst, verdünnt das Gemüsepüree stärker.

Als Einlage und zur Geschmacksergänzung schmecken gekochte, klein gewürfelte Süßkartoffeln ausgezeichnet.

Butter klären ist ganz einfach: Bei geringer Hitze die Butter langsam erhitzen, bis sie flüssig ist. Von der Kochstelle nehmen, kurze Zeit ruhen lassen, den Schaum abheben, und die Butter ohne Bodensatz in ein anderes Gefäß umfüllen.

Wer ist Franklin Becker?

Nach seiner Ausbildung in Amerikas berühmter »Koch-Schule« (Culinary Institute of America) arbeitete Franklin Becker als Küchenchef in den renommierten New Yorker Restaurants »Mesa Grill«, »Penn Club«, außerdem im »James Beard House« (gehört zu einer Stiftung zur Förderung der hohen Schule des Kochens) sowie im »Local«, wo er für seine Kochkünste viel Lob seitens der Medien erntete. Als Küchenchef im eleganten »Capitale« findet seine exquisite, moderne Art des Kochens heute höchste Beachtung in der kulinarischen Welt.

Kalte Tomatensuppe mit Ziegenkäse

Rezept von Bob Waggoner, »Charleston Grill«, Charleston, South Carolina

Für 20 Portionen
1 kg gelbe Tomaten, geviertelt
3 große Gemüsezwiebeln, geviertelt
400 g Schalotten, grob zerkleinert
7 Knoblauchzehen
1 l Nappa Valley Verjus
1 ¾ Teelöffel Salz
1 ¼ Teelöffel frisch gemahlener weißer Pfeffer
4 mittelgroße gelbe Paprikaschoten, Kerne und weiße Häute entfernt und grob zerkleinert
80 ml Olivenöl
500 g frischer Ziegenkäse, gewürfelt
1 Salatgurke, entkernt und klein gewürfelt
1 Bund frischer Koriander, Blättchen abgepflückt

Gemüse mit Verjus, Salz, Pfeffer und die Paprika gründlich mischen, nach und nach in kleinen Portionen in den Mixer geben und pürieren, bis sie glatt und sämig ist. Weiter mixen und das Öl langsam zugeben. Falls der Mixer nicht die gesamte Menge fasst, die Gemüsemischung und das Öl halbieren und den Vorgang zweimal durchführen. Die Suppe 1 Stunde in den Kühlschrank stellen. Zum Servieren die Suppe in Suppenschalen füllen, in jede etwa 1 Esslöffel Ziegenkäse und ein paar Gurkenwürfel geben. Mit Korianderblättchen bestreut so kalt wie möglich servieren.

TIPP: Verjus ist schwer zu bekommen. Nehmen Sie stattdessen 60 ml frisch gepressten Zitronensaft und Wasser nach Bedarf.

Schinken mit Käse und Nüssen

Rezept von Bob Waggoner, »Charleston Grill«, Charleston, South Carolina

Für 2 Portionen
80 ml Sherry-Essig
2 Esslöffel Pekannussöl (ersatzweise Walnussöl)
12 dünne Scheiben Prosciutto oder
ein anderer mild geräucherter gekochter Schinken
90 g Ziegenkäse, in Bröckchen zerteilt
2 Esslöffel geröstete Pekannüsse
20–24 Sonnenblumensprossen
2 Teelöffel Schnittlauchröllchen

Für das Dressing den Essig in einer Pfanne bei mittlerer Hitze zum Kochen bringen. Die Hitze verringern und den Essig einkochen lassen, bis er eine sirupartige Konsistenz angenommen hat. Von der Kochstelle nehmen und das Öl gründlich einrühren.

Jeweils 6 Scheiben Schinken auf einem Teller wie eine Blüte anordnen. In die Mitte jeweils die Hälfte des Ziegenkäses, der Nüsse und der Sprossen geben. Je 1 Teelöffel Dressing darüber träufeln. Die Schinkenscheiben locker über die Füllung klappen. Das restliche Dressing darüber geben und mit Schnittlauch bestreuen.

TIPPS: Statt des Pekannussöls können Sie Walnussöl nehmen, und statt der Sonnenblumensprossen eignen sich auch Sojasprossen (eine kleine Hand voll).

Garnelen mit Sommerkürbis und Knoblauchbutter

Rezept von Bob Waggoner, »Charleston Grill«, Charleston, South Carolina

Für 2 Portionen
2 Esslöffel Olivenöl
10 große Garnelen (Prawns), geschält, geputzt, Darm entfernt
Salz, weißer Pfeffer aus der Mühle
8 kleine Sommerkürbisse (Mini-Patisson), geviertelt (siehe TIPP)
1 Schalotte, klein gewürfelt
2 Knoblauchzehen, fein zerkleinert
Saft von ½ Zitrone
$^1/_8$ l Weißwein
3 Esslöffel ungesalzene Butter
2 Esslöffel fein zerkleinerte Petersilie

Das Öl in einer Pfanne erhitzen und die Garnelen hinzufügen. Mit Salz und Pfeffer würzen. Die Garnelen auf beiden Seiten jeweils 30 Sekunden braten, dann aus der Pfanne nehmen und beiseite stellen.

Die Kürbisse in die Pfanne geben und unter Wenden 1 oder 2 Minuten garen. Schalotten und Knoblauch zugeben und kurz anbraten, ohne sie zu bräunen. Die Kürbisse aus der Pfanne nehmen und beiseite stellen.

Den Sud mit Weißwein ablöschen und köcheln lassen, bis die Flüssigkeit auf die Hälfte reduziert ist.

Die Pfanne von der Kochstelle nehmen und die Butter sowie die Petersilie in den Sud einrühren. Garnelen und Kürbisse hinzufügen. Das Ganze etwa 30 Sekunden erhitzen und sofort servieren.

TIPP: Mini-Patisson ist eine Kürbissorte, die wie ein Diskus oder Kinderkreisel mit gewelltem Rand geformt ist. Das zarte, aromatische Fruchtfleisch hat einen nussartigen Geschmack. Die Schale ist meist so weich, dass man sie mitessen kann. Als Ersatz können Sie für das oben genannte Gericht auch eine andere Kürbissorte oder Zucchini verwenden.

Wer ist Bob Waggoner?

Der in Kalifornien geborene Spitzenkoch war Küchenchef in mehreren Gourmet-Restaurants in den USA, in Frankreich und Venezuela. 1988 eröffnete er in Frankreich sein eigenes Restaurant: »Le Monte Cristo«, das von der Fachpresse hoch gelobt wurde. Seit seiner Rückkehr in die USA leitet er das Nobelrestaurant »Charleston Grill«, das im Jahr 2003 zum Restaurant des Jahres nominiert wurde. Bob Waggoner stellt im Radio und Fernsehen seine Rezepte vor, die viel Anklang finden, weil er ungewöhnliche Zutaten auf einfache, höchst schmackhafte Weise kombiniert.

Bohnensuppe mit Basilikumpüree

Rezept von Michel Richard, »Citronelle«, Washington, D.C.

Für 4 Portionen

300 g Augenbohnen (schwarze Bohnen), über Nacht in reichlich Wasser bei Zimmertemperatur eingeweicht
1 große Zwiebel, grob zerkleinert
6 Knoblauchzehen, zerkleinert
Salz
Schwarzer Pfeffer aus der Mühle
80 ml Olivenöl
1 Hand voll (etwa 50 g) frisches Basilikum
4 Knoblauchzehen
200 g Grüne Bohnen, geputzt und schräg in etwa 2,5 cm lange Stücke geschnitten
2 kleine (etwa 250 g) Zucchini, in etwa 1 cm dicke Scheiben geschnitten
8 große Basilikumblätter, in feine Streifen geschnitten

Die Augenbohnen abgießen und in einen großen Topf geben. 3 Liter kaltes Wasser, die Zwiebeln und die 6 Knoblauchzehen hinzufügen. Das Ganze zum Kochen bringen und dabei den entstehenden Schaum immer wieder mit dem Schaumlöffel abschöpfen. Die Hitze verringern und die Bohnen unter gelegentlichem Umrühren etwa 2,5 Stunden garen, bis sie sehr weich sind und die Suppe eine dickliche Konsistenz hat. Bei Bedarf Wasser zugießen. Mit Salz und Pfeffer abschmecken.

Inzwischen das Öl, die Hand voll Basilikum und die 4 Knoblauchzehen in den Mixer geben und pürieren, bis die Mischung glatt und sämig ist. Den Mixer zwischendrin immer wieder stoppen und die Masse mit einem Spatel von der

Mixerwand nach unten schieben. Das Püree mit Salz und Pfeffer würzen.

In einem großen Topf reichlich Wasser zum Kochen bringen. Die Grünen Bohnen zugeben und 3 Minuten garen. Die Zucchini hinzufügen und weitere 2 Minuten garen, bis die Bohnen weich, aber noch bissfest sind. Das Gemüse in ein Sieb abgießen und mit kaltem Wasser kurz abspülen. Zum Abtropfen auf Küchenpapier ausbreiten und mit Salz und Pfeffer würzen.

Die Bohnensuppe wieder zum Kochen bringen und drei Viertel des Gemüses sowie das Basilikumpüree einrühren. Die Suppe in vier Suppenteller füllen und das restliche Gemüse darauf verteilen. Mit den Basilikumstreifen garnieren und heiß servieren.

Wer ist Michel Richard?

Im Jahr 2002 erhielten Michel Richard und das »Citronelle« zwei der höchsten Auszeichnungen der amerikanischen Gourmet-Fachwelt: Michel Richard wurde als Koch des Jahres gewählt und das »Citronelle« als bestes Feinschmecker-Restaurant des Jahres ausgezeichnet. Ein »Doppelsieg«, der in den USA bisher noch nicht vorgekommen ist.

Kalbskotelett Tchoupitoulas

Rezept von Tory McPhail, »Commander's Palace«, New Orleans, Louisiana

Für 6 Portionen

Für die Sauce

3 l Kalbsbrühe
80 ml Essig
5 Esslöffel Honig
1 Esslöffel eingelegter grüner Pfeffer, abgetropft
1 rote Paprikaschote, geröstet und in kleine Würfel geschnitten
Salz
Schwarzer Pfeffer aus der Mühle
1 Esslöffel Butter

6 Kalbskoteletts, je etwa 3 cm dick und 300 g schwer; vor dem Zubereiten aus dem Kühlschrank nehmen, damit das Fleisch Zimmertemperatur annehmen kann
Creole-Fleischgewürz (Rezept siehe unten) oder eine andere Fleischgewürzmischung
2 Esslöffel Pflanzenöl

Für die Sauce die Kalbsbrühe in einem großen Topf ganz kurz zum Aufkochen bringen, dann die Hitze sofort verringern. Mit dem Schaumlöffel den entstehenden Schaum und andere Partikel abschöpfen. Die Brühe 1,5 bis 2,5 Stunden köcheln lassen, bis sie eine saucenähnliche Konsistenz hat und auf eine Menge zwischen ¼ und ½ Liter reduziert ist. Eventuell an der Oberfläche auftauchende Partikel zwischendrin abschöpfen. Die reduzierte Brühe durch ein sehr feines Sieb abseihen und beiseite stellen.

Den Essig und den Honig in einer Pfanne gründlich mischen und zum Kochen bringen. Die Hitze verringern und die Mischung köcheln lassen, bis sie auf die Hälfte reduziert ist.

Die Brühe hinzufügen und das Ganze zum Kochen bringen. Die Hitze verringern und die Sauce 10 bis 15 Minuten köcheln lassen, bis sie dicklich-sämig ist. Den grünen Pfeffer sowie die Paprika hinzufügen und mit Salz und schwarzem Pfeffer würzen. Die Butter zügig unterrühren. Beiseite stellen und warm halten.

Die Koteletts kräftig mit Fleischgewürz würzen. Eine Eisenpfanne sehr heiß werden lassen und die Hälfte des Öls zugeben. Das Öl bis kurz vor den Rauchpunkt erhitzen und drei Koteletts hineinlegen. Je nach Größe der Pfanne muss man das Fleisch in mehreren Partien braten, dann das Öl entsprechend portionieren (pro Kotelett rechnet man einen ½ bis ¾ Teelöffel Öl).

So wird das Fleisch gebraten: Die Koteletts auf beiden Seiten gleich lang bräunen. Werden sie zu schnell braun, die Hitze verringern. Die Bratzeit hängt von der Garstufe ab:

- Bei 3,5 bis 4 Minuten pro Seite sind die Koteletts »rare«, also innen weitgehend rosa mit rötlichem Fleischsaft.
- Bei 4 bis 5 Minuten pro Seite sind die Koteletts »medium rare«, also in der Mitte »blutig« (knapp gegart) mit rosafarbenem Fleischsaft.
- Bei 6 bis 7 Minuten pro Seite sind die Koteletts »medium«, wobei das Fleisch rosa und der Saft hell bis klar ist.
- Bei 8 bis 10 Minuten pro Seite sind die Koteletts »well done«, also ganz durch, wobei das Fleisch rosa bis grau ist und so gut wie kein Saft mehr austritt.

Gebratene Koteletts warm halten. Zum Servieren auf jedes Fleischstück etwas Sauce träufeln und nach Belieben die restliche Sauce in einer Sauciere auf den Tisch stellen.

TIPPS vom Küchenchef: Lassen Sie die Brühe für die Sauce nie lange sprudelnd kochen. Das Reduzieren sollte langsam erfolgen, wobei die Reduktionszeit von der Art der verwendeten Brühe abhängt. Stellen Sie nicht einfach den Kurzzeitwecker, sondern werfen Sie nach der Hälfte der Garzeit häufiger einen Blick in den Topf, denn wenn die Brühe zu stark reduziert wird, schmeckt die Sauce bitter.

Schöpfen Sie die Partikel, die an der Oberfläche auftauchen, immer wieder sorgfältig ab. Und würzen Sie die Sauce erst nach dem Reduzieren. Salzen Sie zum Beispiel am Anfang, kann die Sauce nach dem Reduzieren zu salzig sein.

Die Sauce, die auch zu anderen Fleischgerichten gut schmeckt, hält sich zehn Tage im Kühlschrank.

Profiköche testen die Garstufe von Fleisch mit dem Finger: Wenn man mit einem Finger auf das Fleisch drückt und die Delle, die dabei entsteht, »springt« schnell wieder zurück, ist das Fleisch »medium rare«. Als Faustregel gilt: Je länger das Fleisch gart, umso fester fühlt es sich an.

Creole-Fleischgewürz

(Creole Meat Seasoning)

Die Gewürzmischung ist in Louisiana sehr beliebt, wobei es in den Familien oder Restaurants meist selber – nach unterschiedlichen »Geheimrezepten« – gemischt wird. Im »Commander's Palace« verwendet man folgende Mischung:

175 g Salz
6 Esslöffel Zwiebelpulver
6 Esslöffel Knoblauchpulver
6 Esslöffel schwarzer Pfeffer
1 gehäufter Teelöffel Cayennepfeffer oder
6 Esslöffel Paprikapulver

Alle Zutaten gründlich mischen und zum Aufbewahren in ein luftdicht verschließbares Gefäß füllen.

Wer ist Tory McPhail?

Seit 1880 ist das Restaurant »Commander's Palace« ein Wahrzeichen von New Orleans. Fast genauso lang ist es für seine preisgekrönten Gerichte und seinen exzellenten Service bekannt. Heute (2003) wird seine Speisekarte von dem jungen Koch Tory McPhail bestimmt. Dieser aufstrebende Stern am Gourmet-Himmel sorgt mit seinem Team virtuos dafür, dass dieses Traditionsrestaurant sein hohes Niveau hält und es weiterhin mit hochkarätigen Auszeichnungen bedacht wird. Übrigens: Tchoupitoulas ist der Name einer großen Straße entlang des Mississippi und der eines in Louisiana ansässigen Indianerstamms.

Schweinekoteletts mit Ingwer und Tomaten

Rezept von Jesse Cool, »Flea St. Café«, Menlo Park, Kalifornien

Für 4 Portionen
1 kg magere Schweinekoteletts
6 Knoblauchzehen, fein zerkleinert
80 g frischer Ingwer, geschält und fein geraspelt
Salz, Pfeffer aus der Mühle

Für die Sauce:
60 ml Olivenöl
4 Knoblauchzehen, zerdrückt
700 g Tomaten, abgezogen, entkernt und gewürfelt
60 g entsteinte Oliven, in Scheiben geschnitten
3 Esslöffel Kapern
60 ml roter Portwein

Den Backofen auf 250 °C (Gas Stufe 5) vorheizen.

Das Fleisch, den zerkleinerten Knoblauch und den Ingwer in einer Schüssel gründlich mischen. Mit Salz und Pfeffer kräftig würzen und in einen großen, flachen Bräter oder auf das Fettauffangblech des Ofens nebeneinander legen. Eventuell in der Schüssel verbliebene Reste der Gewürzmischung auf das Fleisch geben. Das Ganze 1 Stunde braten.

Die Hitze auf 190 °C (Gas Stufe 2 bis 3) verringern und das Fleisch nochmals etwa 1 Stunde braten, bis es gut gebräunt und sehr knusprig ist.

Für die Sauce das Öl in einer Pfanne erhitzen. Den zerdrückten Knoblauch hinzufügen und unter Rühren etwa 1 Minute braten. Tomaten, Oliven, Kapern und Portwein zugeben und alles 5 Minuten köcheln lassen.

Das Fleisch auf einer Platte anrichten und die Sauce darüber gießen.

TIPP von der Küchenchefin: Besonders gut dazu schmeckt Ingwer-Kartoffelbrei (siehe folgendes Rezept).

Ingwer-Kartoffelbrei

Rezept von Jesse Cool, »Flea St. Café«, Menlo Park, Kalifornien

Für 4 Portionen

700 g Süßkartoffeln
1 daumengroßes Stück frischer Ingwer, fein geraspelt
60 g Butter
2 Teelöffel fein gehackter frischer Thymian
¼ l Buttermilch
Salz, Pfeffer aus der Mühle

Die Kartoffeln schälen, garen und zerdrücken. Die Kartoffelmasse mit Ingwer, Butter, Thymian und Buttermilch gründlich vermischen. Mit Salz und Pfeffer abschmecken.

Wer ist Jesse Cool?

Jesse Cool startete ihre Karriere als Geschäftsfrau und Köchin vor etwa dreißig Jahren mit ihrem ersten innovativen Bio-Restaurant »Late for the Train«. Von Anfang an galt ihr Engagement dem biologischen Landbau, dessen Produkte sie in ihren Restaurants verwendet und durch zahlreiche Veröffentlichungen fördert. Im Jahr 2001 erhielt sie einen hoch angesehenen Umweltpreis; 2002 wurde sie als eine der Top-100-Geschäftsfrauen ausgezeichnet.

Sashimi-Thunfischsalat mit Sake-Dressing

Rezept von Tom Douglas, »Dahlia Lounge«, »Etta's Seafood« und »Palace Kitchen«, Seattle, Washington

Für 4 Portionen

Für das Dressing:

1/8 l Sake (Reiswein)
5 Esslöffel Sojasauce
5 Esslöffel Reisweinessig
1 kleine Chilischote, entkernt und sehr fein zerkleinert
½ Knoblauchzehe, zerdrückt
1 Esslöffel fein zerkleinerte Frühlingszwiebel

Für den Salat:

350–400 g Thunfischfilet, in sehr feine Streifen (etwa 3 mm breit) geschnitten
3 dünne Stangen Frühlingszwiebeln, fein zerkleinert
1 Hand voll frische Sojasprossen
1 Bund frischer Koriander, Blättchen abgezupft
2 Teelöffel geröstete Sesamsamen
9 Esslöffel Sake-Dressing
4 Teelöffel Erdnussöl
1 Teelöffel Sesamöl
½ Teelöffel Chiliöl

Für das Dressing alle Zutaten in einer Schüssel gründlich mischen und mindestens 20 Minuten ziehen lassen.

Für den Salat den Fisch, die Frühlingszwiebeln, die Hälfte der Sprossen und die Sesamsamen in eine große Schüssel geben und gründlich mischen. Das Sake-Dressing unterheben und den Salat mit den drei Ölsorten beträufeln und noch einmal mischen.

Den Salat auf vier Tellern anrichten und ringsherum etwas Dressing träufeln. Mit den restlichen Sprossen garnieren und möglichst bald nach der Zubereitung servieren. Zieht der Salat zu lange durch, verändert sich der Geschmack des frischen, rohen Thunfischs.

TIPPS vom Küchenchef: Gut dazu schmecken warme Frühlingszwiebel-Tortillas (siehe folgendes Rezept).

Übrig gebliebenes Sake-Dressing können Sie etwa 10 Tage im Kühlschrank aufbewahren. Es schmeckt ausgezeichnet zu jedem Salat mit Fisch oder Meeresfrüchten.

Die frischen Korianderblätter nicht durch getrockneten Koriander ersetzen, das schmeckt nicht so gut in diesem Salat, nehmen Sie dann besser Petersilie.

Frühlingszwiebel-Tortillas

Rezept von Tom Douglas, »Dahlia Lounge«, »Etta's Seafood« und »Palace Kitchen«, Seattle, Washington

Ergibt 2 Stück

1 großes Ei
2 Teelöffel Sesamöl
4 Vollkorn-Tortillas
2 Teelöffel geröstete Sesamsamen
3 dünne Stangen Frühlingszwiebeln, fein zerkleinert
1–2 Esslöffel Pflanzenöl

Ei und Sesamöl in einer kleinen Schüssel mit dem Schneebesen verquirlen. Die Tortillas nebeneinander legen und die Oberseite mit der Eimasse bestreichen.

Auf zwei Tortillas den Sesamsamen und die Frühlingszwiebeln gleichmäßig verteilen und jeweils eine Tortilla darauf legen und diese leicht anpressen.

1 Esslöffel Pflanzenöl in einer Pfanne erhitzen. Eine »Doppeldecker-Tortilla« hingeben und auf jeder Seite etwa 2 Minuten braten, bis sie leicht gebräunt ist. Das restliche Öl in die Pfanne geben und mit der zweiten Tortilla genauso verfahren.

Die Tortillas bis zum Servieren warm halten. In Viertel oder Achtel geschnitten warm zum Sashimi-Thunfischsalat (siehe vorhergehendes Rezept) separat reichen oder auf den Salat setzen.

Wer ist Tom Douglas?

Für seine außergewöhnlichen Kochkünste und sein Kochbuch, das im Jahr 2000 erschien, erhielt Tom Douglas hohe Auszeichnungen. Er besitzt drei Restaurants (»Dahlia Lounge«, »Etta's Seafood« und »Palace Kitchen«), in denen er seine Spezialitäten serviert, die eine innovative Richtung der amerikanischen Küche mitgeprägt haben: die »Pacific Rim Cuisine«, die seit Ende der 1980er Jahre unter diesem Namen weltweit bekannt wurde. Douglas' Restaurant »Palace Kitchen« wurde 1997 als »Bestes neues Restaurant« der USA nominiert.

Kalte Gurkensuppe

Rezept von Sheri Davis, »Dish«, Atlanta, Georgia

Für 4 Portionen
½ mittelgroße rote Zwiebel,
in feine Würfel geschnitten
Meersalz
Weißer Pfeffer aus der Mühle
500 g Zitronengurken, in Würfel geschnitten
1 kg Gärtnergurken, geschält,
die Enden abgeschnitten und grob gewürfelt
60 ml Grapefruitsamenöl
Saft 1 Zitrone

Die Zwiebeln in eine Suppenterrine geben und mit etwas Salz und Pfeffer würzen. Die Zitronengurken hinzufügen und gründlich mischen.

Die Gärtnergurken in einen Entsafter geben und entsaften. Den Saft in den Mixer gießen und während des Mixens das Öl und den Zitronensaft langsam hinzufügen. Die Mischung in die Suppenterrine geben. Die Suppe nach Belieben mit Salz und Pfeffer abschmecken und kalt servieren.

TIPP von der Küchenchefin: Als Einlage eignen sich besonders gut gegrillte Krabben oder gedünsteter Lachs. Gut schmeckt es auch, wenn man etwas frische Pimpinelle darüber streut.

TIPP: Bei den Zitronengurken handelt es sich um eine alte Gurkensorte, die klein, rund und gelb ist und leicht säuerlich schmeckt. Man erhält sie manchmal in Bioläden. Falls Sie diese Gurken nicht bekommen, nehmen Sie irgendeine andere aromatische Gurkensorte, nur nicht eine fade Salatgurke.

Schnapper
mit asiatischem Gemüse und Sesam-Vinaigrette

Rezept von Sheri Davis, »Dish«, Atlanta, Georgia

Für 4 Portionen

Für die Vinaigrette:
¼ l Wasser
5 Esslöffel scharfe Sojasauce
3 Esslöffel süße Sojasauce
30 g gerösteter Sesamsamen
2 Esslöffel Sherry-Essig

Für den Fisch und das Gemüse:
½ l Wasser
50 g frischer Ingwer, fein geraspelt
4 Scheiben à 180 g Schnapperfilet
Salz, Pfeffer aus der Mühle
4 Teelöffel Olivenöl
250 g Shiitake-Pilze
4 kleine Köpfe Paksoi (geputzt etwa 4 Hand voll), grob zerkleinert
1 Daikon (chinesischer Rettich) oder 1 deutscher Rettich, geputzt etwa 250 g schwer, geraspelt

Für die Vinaigrette alle Zutaten in einer Schüssel gründlich mischen. Beiseite stellen.

Für den Fisch Wasser und Ingwer in einem Topf zum Kochen bringen und köcheln lassen, bis der Fisch und das Gemüse zubereitet sind.

Inzwischen den Fisch mit Salz und Pfeffer würzen. 2 Teelöffel Öl in einer großen Pfanne erhitzen. Den Fisch hinzufügen und auf jeder Seite jeweils 2 Minuten braten. Herausnehmen und warm stellen.

Für das Gemüse das restliche Öl in die Pfanne geben und die Pilze darin braten, bis sie weich sind. Paksoi und Rettich zugeben und alles vorsichtig mischen.

Den Ingwer mit einem Schaumlöffel aus dem Wasser heben und zum Gemüse geben. Etwas von dem Ingwer-Kochwasser in die Pfanne gießen – so viel, dass der Paksoi gart und nichts anbrennt.

Zum Servieren das Gemüse auf vier Tellern anrichten, mit Vinaigrette beträufeln und je ein Fischfilet obenauf legen.

TIPPS: In einem gut sortierten Fischgeschäft bekommt man meist den schmackhaften Roten Schnapper. Das Gericht schmeckt aber auch zum Beispiel mit Zackenbarsch ausgezeichnet.

Übrig gebliebene Sesam-Vinaigrette in ein luftdicht verschließbares Gefäß füllen und im Kühlschrank aufbewahren. Innerhalb von 10 bis 14 Tagen verbrauchen.

Kürbissuppe

Rezept von Francis Perrin, »Frederick's Restaurant«, San Antonio, Texas

Für 6 Portionen

2 Scheiben Bacon oder ein anderer roher Schinken, gewürfelt
1 kleine Zwiebel, gewürfelt
1 große Möhre, gewürfelt
1 Butternut-Kürbis (birnenförmiger Sommerkürbis), geschält, entkernt und gewürfelt
2 l Hühnerbrühe
1 Prise Muskat
1 Prise Zimt
½ l Schlagrahm
Salz
Pfeffer aus der Mühle

Den Schinken in einem großen Topf 3 Minuten anbraten. Zwiebel und Möhre hinzufügen und braten, bis der Schinken knusprig ist. Kürbis, Brühe, Muskat und Zimt zugeben und 45 Minuten köcheln lassen.

Die Suppe im Mixer pürieren und durch ein Sieb streichen. In den Topf zurückgeben, die Sahne unterrühren und aufkochen lassen. Mit Salz und Pfeffer abschmecken und heiß servieren.

Wer ist Francis Perrin?

Der in der Schweiz geborene und ausgebildete Spitzenkoch reiste in seinen jungen Jahren durch ganz Europa und arbeitete dabei in verschiedenen Nobelrestaurants. In den 1970er

Jahren kam er nach Washington, D.C.; dort arbeitete er im »Rive Gauche« und »Jean Pierre«. Als er Frederick Costa kennen lernte, eröffneten die beiden das »Étoile« und dann im Sommer 2000 das »Frederick's«, in dem Francis Perrin als Küchenchef die Gäste mit einer Küche erfreut, die asiatische und französische Nahrungsmittel von ihrer edelsten Seite zeigt.

Ceviche Classico – Marinierter Fisch

Rezept von Rick Bayless, »Frontera Grill« und »Topolobampo«, Chicago

Für 8 bis 12 Portionen als Vorspeise

500 g sehr frisches Seefischfilet (zum Beispiel Heilbutt, Schnapper oder Barsch), in 1 cm große Würfel geschnitten
3/8 l frisch gepresster Zitronensaft
1 mittelgroße weiße Zwiebel, in kleine Würfel geschnitten
500 g vollreife Tomaten, in kleine Würfel geschnitten
2 grüne Chilischoten, entkernt und fein zerkleinert
1 Bund frischer Koriander, Blättchen abgezupft (einige davon zum Garnieren beiseite legen)
1 Hand voll grüne Oliven, entsteint und in Stifte oder dünne Scheiben geschnitten
1–2 Esslöffel Natives Olivenöl extra (nach Belieben, ist aber zu empfehlen, da der Fisch dadurch schön glänzt)
Salz
3 Esslöffel frisch gepresster Orangensaft
1 große reife Avocado, geschält, entsteint und gewürfelt
Vollkorn-Tortilla-Chips oder Triscuits

Zum Marinieren den Fisch, Zitronensaft und Zwiebeln in eine Glasschlüssel geben. Der Fisch sollte vollkommen mit Saft bedeckt sein, besser noch darin schwimmen. Die Schüssel zudeckt für 4 Stunden in den Kühlschrank stellen beziehungsweise so lange, bis keiner der Fischwürfel noch roh aussieht. Den Fisch in ein Sieb abgießen und abtropfen lassen (Zitronensaft wegschütten).

Inzwischen Tomaten, Chili, Koriander, Oliven und – wenn gewünscht – Olivenöl in einer großen Schüssel mischen. Den abgetropften Fisch hinzufügen und das Ganze mit Salz abschmecken (meist genügt ½ bis ¾ Teelöffel). Den Orangensaft untermischen. Zum Ziehen etwa 1 Stunde in den Kühlschrank stellen.

Vor dem Servieren die Avocadowürfel vorsichtig unter den Fisch heben. Mit Koriander garnieren und Vollkorn-Tortilla-Chips oder Triscuits dazu reichen.

TIPP: Roh marinierten Fisch dürfen Sie nicht lange aufheben. Möglichst gleich nach der Zubereitung servieren und auf jeden Fall das Gericht in den Kühlschrank stellen, wenn es nicht gleich gegessen werden kann.

Thymian-Thunfisch mit Seetangsalat

Rezept von Sheri Davis, »Dish«, Atlanta, Georgia

Für 4 Portionen als Vorspeise
5 Esslöffel scharfe Sojasauce
3 Esslöffel süße Sojasauce
3 Esslöffel Sherry-Essig
4 ½ Esslöffel Olivenöl
1 Schalotte, klein gewürfelt
1 Teelöffel fein zerkleinerter frischer Ingwer
300 g Thunfischfilet
Salz
Pfeffer aus der Mühle
3–4 Stängel frischer Thymian, Blättchen abgezupft
4 Esslöffel Chili-Knoblauchsauce
200 g fertiger Seetangsalat, in vier Portionen geteilt

Die beiden Sojasaucen, den Essig, 3 Esslöffel Öl, Schalotten und Ingwer in einer kleinen Schüssel mischen und beiseite stellen.

Eine Eisenpfanne stark erhitzen.

Inzwischen den Fisch mit Salz und Pfeffer würzen und mit ½ Esslöffel Öl einreiben. Auf beiden Seiten mit Thymianblättchen bestreuen und diese leicht andrücken.

Das restliche Öl in die sehr heiße Pfanne geben und den Fisch braten. Am besten nicht ganz durchbraten, idealerweise ist der Fisch innen noch roh.

Den Fisch aus der Pfanne heben und in möglichst dünne Scheiben schneiden.

Angerichtet wird auf vier Tellern. In die Mitte jeden Tellers je 1 Esslöffel Chili-Knoblauchsauce geben und je eine

Portion Seetangsalat darauf setzen. Den Fisch rund um den Salat verteilen und das Ganze mit der Sojasaucen-Mischung beträufeln.

Wer ist Sheri Davis?

Sheri Davis startete ihre Karriere in Milwaukee im US-Staat Wisconsin in dem von der James-Beard-Stiftung ausgezeichneten Restaurant »Sanford«. Nach Stationen in den New Yorker Restaurants »Quilted Giraffe« und »Le Bernardin« ging sie nach Atlanta, wo sie hohe Positionen in der »Brasserie Le Coze« und im »Harvest« einnahm. Danach eröffnete sie zusammen mit Byran Wilson das »Dish«, das inzwischen zahlreiche Auszeichnungen erhalten hat.

Hühnchen à la Gina

Rezept von Dominic Galati, »Dominic's«, St. Louis, Missouri

Für 4 Portionen

4 Hühnerbrustfilets, in Scheiben geschnitten und vorsichtig flach gedrückt
60 g Vollkornmehl
Salz
Pfeffer aus der Mühle
3 Esslöffel Butter
3 Esslöffel Natives Olivenöl extra
90 g Fontina-Käse, gerieben
100 g Prosciutto oder
ein anderer mild geräucherter gekochter Schinken, in sehr dünne Scheiben geschnitten
4 Esslöffel Tomatenpüree oder 2 Esslöffel Tomatenmark
4 Esslöffel Hühnerbrühe
4 Esslöffel trockener Weißweinessig
1 Esslöffel fein zerkleinerte frische Petersilie

Den Ofen auf 160 °C (Gas Stufe 1) vorheizen.

Die Fleischscheiben leicht in Mehl wenden und mit Salz und Pfeffer würzen.

Butter und Öl in einer Pfanne erhitzen und das Fleisch darin leicht bräunen. Fett und Fleisch in eine feuerfeste, flache Auflaufform geben. Mit Käse bestreuen und mit dem Schinken abdecken. Tomatenpüree oder Tomatenmark, Brühe und Essig hinzufügen und das Ganze auf der Kochstelle erhitzen.

Die Form in den vorgeheizten Ofen stellen und darin belassen, bis der Käse geschmolzen und die Sauce eine dickliche Konsistenz angenommen hat.

Die Fleischscheiben auf einer vorgewärmten Platte anrichten, die Sauce darüber geben und mit Petersilie garnieren.

TIPP vom Küchenchef: Als Beilage passen gedünstete Grüne Erbsen, Pilze oder Spargel ausgezeichnet.

Wer ist Dominic Galati?

Der aus Sizilien stammende Koch eröffnete 1971 zusammen mit seiner Frau Jackie das »Dominic's«, in dem er die italienische Küche auf höchstem Niveau pflegt. Über all die Jahre hielt er die hohe Qualität seiner Speisen und seines Services, sodass er auf eine ganze Reihe von Auszeichnungen zurückblicken und weitere mit einiger Sicherheit erwarten kann.

Jorges Fisch mit Gemüsesauce

Rezept von Tom Rapp, »Etats Unis«, New York

Für 2 Portionen
1 rote Paprikaschote
1 kleine Aubergine, geschält und
in große Stücke geschnitten
Olivenöl
2 Fischfilets à 180 g
(zum Beispiel Heilbutt, Schnapper oder Schwertfisch)
Salz
Pfeffer aus der Mühle
1 mittelgroße Zwiebel, in Würfel geschnitten
2 große Knoblauchzehen, fein zerkleinert
4–5 Stängel frische Petersilie, fein zerkleinert
4–5 Stängel frisches Basilikum,
Blätter abgezupft, aber ganz belassen
Saft ½ Zitrone

Den Ofen auf 200 °C (Gas Stufe 3) vorheizen.

Paprika und Auberginen leicht einölen und auf ein Backblech setzen. Das Gemüse im vorgeheizten Ofen etwa 10 Minuten rösten, bis die Schale der Paprika leicht gebräunt ist. Die Auberginen mehrmals wenden und im Ofen belassen, bis sie weich sind.

Das Gemüse aus dem Ofen nehmen und abkühlen lassen. Dann von der Paprika Stiel, Schale, Kerne und die weißen Innenhäute entfernen und das Fruchtfleisch in kleine Würfel schneiden.

Paprika und Auberginen in eine Schüssel geben und beiseite stellen.

Den Fisch leicht mit Öl einstreichen und mit Salz und Pfeffer würzen. Eine flache Auflaufform mit Alufolie auslegen.

Den Fisch hineinlegen und etwa 12 bis 15 Minuten im Ofen backen, bis er gar ist.

Inzwischen etwas Öl in eine Pfanne geben und die Zwiebel darin glasig braten. Die Zwiebel zum Gemüse geben.

In der gleichen Pfanne den Knoblauch leicht bräunen. Petersilie und Basilikum hinzufügen und kurz garen, bis die Basilikumblätter zusammengefallen sind. Das Ganze ebenfalls zum Gemüse geben.

Die Gemüsemischung mit Salz und Pfeffer abschmecken. Den Zitronensaft hinzufügen und eventuell noch etwas Öl untermischen.

Zum Servieren den Fisch auf Teller geben und mit Gemüse bedecken.

TIPP vom Küchenchef: Ausgezeichnet dazu schmecken in dünne Scheiben geschnittene reife Avocados gemischt mit Cherry-Tomaten und einer leichten Rotwein-Vinaigrette.

Wer ist Tom Rapp?

Tom Rapp hat Kunstgeschichte und Architektur studiert, war aber schon immer ein leidenschaftlicher Hobbykoch. Aus seiner Passion machte er seinen neuen Beruf, indem er 1992 zusammen mit seinem Sohn Jonathan das Restaurant »Etats Unis« in New York eröffnete. Das Restaurant bekam viel Anerkennung für seine angenehme Atmosphäre und die exzellenten Menüs, die jeden Abend wechseln.

Filet Mignon mit grüner Pfeffersauce und Pilzcreme

Rezept von Francis Perrin, »Frederick's Restaurant«, San Antonio, Texas

Für 5 Portionen

Für die Pilzcreme:
1 Teelöffel geklärte Butter
(siehe »Butter klären«, Seite 189)
½ Teelöffel fein zerkleinerter Knoblauch
30 g Shiitake-Pilze, gewürfelt
30 g Pfifferlinge, gewürfelt
30 g junge Champignons, gewürfelt
2 Esslöffel Weißwein
3 Eier
½ l Schlagrahm

Für die Pfeffersauce:
1 Esslöffel eingelegter grüner Pfeffer
2 Esslöffel Kognak
2 Esslöffel Portwein
2 Esslöffel Madeira
6 Esslöffel trockener Weißwein
80 ml Kalbsbrühe

4 Filetspitzen (von der Brustseite)
Salz
Pfeffer aus der Mühle

Den Ofen auf 180 °C (Gas Stufe 2) vorheizen.

Für die Pilzcreme die Butter in eine Pfanne geben und den Knoblauch 30 Sekunden darin anbraten. Alle Pilze hinzufügen und etwa 2 Minuten garen. Den Weißwein zugießen und köcheln lassen, bis die Pilzmischung gerade noch feucht ist. Beiseite stellen.

Ei und Schlagrahm in einer Schüssel verquirlen. Die Pilzmischung zugeben und gründlich mischen.

5 Bechertassen oder kleine Auflaufformen ganz leicht einölen. Die Pilz-Ei-Sahnemasse einfüllen und 40 Minuten im Wasserbad garen.

Für die Pfeffersauce den grünen Pfeffer, Kognak, Portwein, Madeira und Weißwein in einen Topf geben und bei großer Hitze stark einkochen, sodass etwa 4 Esslöffel Flüssigkeit zurückbleiben. Die Brühe hinzufügen und kurz aufkochen lassen. Beiseite stellen.

Das Fleisch vorsichtig flach drücken und mit Salz und Pfeffer würzen. In wenig Öl oder auf dem Grill nur kurz braten, möglichst »medium rare« (innen rosa, Fleischsaft rötlich). Vollkommen durchgebraten schmeckt Filet Mignon nicht so delikat, sondern eher etwas trocken.

Zum Servieren das Fleisch auf Teller geben, die Pilzcreme daneben stürzen und das Ganze mit der Pfeffersauce beträufeln.

Mexikanische Bohnen

Rezept von Rick Bayless, »Frontera Grill« und »Topolobampo«, Chicago

Für 8 bis 10 Portionen

500 g Bohnenkerne (Sorte nach Belieben, empfehlenswert ist eine Mischung aus Bohnen mit verschiedenen Farben)
2 Esslöffel Schweinefett oder das ausgelassene Fett von Bacon oder Chorizo oder Pflanzenöl
1 mittelgroße weiße Zwiebel, gewürfelt
1 großer Stängel Epazote (nach Belieben, schmeckt aber ausgesprochen delikat, vor allem wenn schwarze Bohnen verwendet werden; siehe TIPP)
Salz

Für einfach gekochte Bohnen (Frijoles de la Olla) die Bohnenkerne waschen und eventuell verlesen. Die Bohnen in einen großen Topf geben und mit kaltem Wasser bedecken. Bohnen, die an der Oberfläche schwimmen, entfernen (sie sind nicht ausgereift). Das Fett, die Zwiebel und nach Belieben Epazote hinzufügen und das Ganze bei großer Hitze zum Kochen bringen.

Die Hitze so verringern, dass die Bohnen nur ganz leicht köcheln. Sprudelt die Flüssigkeit zu stark, brechen sie während des Garens auseinander, wodurch das Gericht zu unerwünschtem Mus verkochen kann.

Den Topfdeckel schräg aufsetzen und bei Bedarf immer wieder etwas Wasser zugießen, um den Wasserpegel ungefähr auf gleichem Stand zu halten, bis die Bohnen vollkommen weich sind. Das dauert etwa 2 Stunden.

Die Bohnen mit 1 gehäuften Teelöffel Salz würzen und weitere 15 Minuten köcheln lassen. Zum Schluss nach Belieben noch einmal mit Salz abschmecken und die Bohnen in kleinen Schüsseln servieren oder weiterverarbeiten (siehe folgende Variante).

TIPP: Epazote (Mexikanisches Teekraut) gehört mit seinem zarten Zitronenaroma in Mexiko zu jedem Gericht aus schwarzen Bohnen. Man bekommt es in Läden, die mexikanische Lebensmittel anbieten. Das insgesamt sehr gesunde Kraut fördert die Verdauung.

Variante: Frijoles Refritos

Genau übersetzt heißt dieses Gericht »Gebackene Bohnen«. Bei näherem Hinsehen ist es eher ein würziges Bohnenmus.

Grundlage dafür sind die zubereiteten Bohnen aus dem vorhergehenden Rezept.

Neben den fertigen Bohnen brauchen Sie außerdem:

6 Esslöffel Öl oder eines der Fette, die im obigen Rezept genannt sind
1 mittelgroße weiße Zwiebel, gewürfelt
4 große Knoblauchzehen, fein zerkleinert
90 g Frischkäse (zum Beispiel Hüttenkäse oder Feta)
Salz (nach Belieben)

Für die Frijoles Refritos ein Sieb in eine große Schüssel hängen und die nach dem vorhergehenden Rezept zubereiteten Bohnen abgießen. (Wenn verwendet, Epazote herausnehmen und wegwerfen.) Die aufgefangene Bohnenbrühe beiseite stellen.

Das Öl oder ein anderes Fett in einer großen Pfanne erhitzen und die Zwiebeln unter ständigem Rühren darin goldbraun braten. Den Knoblauch hinzufügen und etwa 1 Minute anbraten, bis er intensiv duftet.

Die Bohnen nach und nach in die Pfanne geben und portionsweise mit einem Kartoffelstampfer zerdrücken. Von der Bohnenbrühe so viel hinzufügen, dass der Bohnenbrei die Konsistenz eines nicht zu festen Kartoffelbreis hat.

Den Bohnenbrei nach Belieben mit Salz abschmecken. Mit zerbröckeltem Käse garnieren und heiß servieren.

TIPP vom Küchenchef: Die Bohnen können Sie vorkochen und über Nacht in den Kühlschrank stellen, um den Geschmack zu verstärken. Das Gericht hält sich 4 bis 5 Tage im Kühlschrank, länger sollte man es nicht aufbewahren.

Pfeffermischung à la Poivres

Rezept von Daniel Orr, »Guastavino's«, New York

2 Esslöffel grob gemahlener weißer Pfeffer
2 Esslöffel grob gemahlener schwarzer Pfeffer
2 Teelöffel Cayennepfefferschoten (getrocknete Chilischoten), zerbröselt
3 Esslöffel Fenchelsamen, im Mörser zerstoßen
4 Esslöffel Korianderfrüchte (Korianderkörner), im Mörser zerstoßen
2 Esslöffel grob gemahlener Szechuan-Pfeffer
1 Teelöffel grob gemahlener Aschantipfeffer oder Kubebenpfeffer (Stielpfeffer)

Alle Zutaten gründlich mischen und eventuell im Mörser noch etwas zerstoßen. In einem luftdicht verschließbaren Behälter aufbewahren.

TIPPS vom Küchenchef: Diese von Daniel Orr kreierte Pfeffermischung verleiht dem nachfolgenden Gericht einen angenehm pikanten Geschmack. Sie eignet sich auch hervorragend zum Würzen von Kammmuscheln, Rehrücken, Rinder- oder Schweinefilets und für Suppen und Salate, die eine pfefferige Note haben sollen. Gemischt mit der Master-Gewürzmischung (siehe Seite 231) und etwas braunem Zucker ist es eine besonders delikate Würze für im Ofen gegarte Lachsfilets.

Gegrillter Lachs mit Salsa Veracruzana

Rezept von Rick Bayless, »Frontera Grill« und »Topolobampo«, Chicago

Für 6 Portionen

Für die Sauce:

5 ½ Esslöffel Natives Olivenöl extra
1 mittelgroße weiße Zwiebel, in dünne Scheiben geschnitten
4 Knoblauchzehen, fein zerkleinert
1,5 kg vollreife Tomaten, entkernt und grob zerkleinert
2 Teelöffel frischer fein zerkleinerter Thymian
2 Teelöffel fein zerkleinerte Zitronenzesten
120 g grüne Oliven, entsteint und in Scheiben geschnitten
2 gehäufte Esslöffel Kapern, abgetropft
3 eingelegte Chilischoten, möglichst Jalapeños, entkernt und fein zerkleinert
Salz
250 g Lachssteaks, etwa cm dick
4 Stängel frischer Thymian oder frische krause Petersilie

Für die Sauce 5 Esslöffel Öl in einem Topf bei mittlerer Temperatur erhitzen. Die Zwiebeln hinzufügen und unter ständigem Rühren etwa 5 Minuten braten, bis sie goldbraun sind. Den Knoblauch zugeben und 1 Minute garen.

Tomaten, Thymian, Zitronenzesten, jeweils die Hälfte der Oliven, Kapern und Chilischoten in den Topf geben und 5 Minuten unter ständigem Rühren garen.

Die Hitze verringern und ¼ Liter Wasser in die Sauce rühren und das Ganze etwa 15 Minuten köcheln lassen. Mit Salz abschmecken (meist reicht 1 Teelöffel voll). Den Topf von der Kochstelle nehmen.

Den Fisch waschen und mit Küchenpapier gut trockentupfen. Beide Seiten des Fisches mit dem restlichen Öl bestreichen und leicht mit Salz bestreuen. Idealerweise bereitet man den Fisch auf einem vorgeheizten Holzkohlen- oder Gasgrill zu. Man kann ihn aber auch in einer Pfanne mit Antihaftbeschichtung auf beiden Seiten goldbraun braten. Die Bratzeit beträgt 2 bis 4 Minuten, je nachdem, ob der Fisch ganz durch oder »medium rare« sein soll. Aber Vorsicht, Lachs nicht zu lange braten, sonst wird er sehr trocken. Den gebratenen Fisch in die Sauce legen und etwa 1 Stunde ziehen lassen, damit sich Saucen- und Fischgeschmack verbinden.

Zum Servieren sollte das Gericht Zimmertemperatur haben. Den Fisch auf Tellern anrichten und ein paar Löffel Sauce darüber geben. Mit den restlichen Oliven, Kapern und Chilischoten sowie den Thymianstängeln garniert servieren.

TIPPS vom Küchenchef: Das Gericht können Sie einen Tag vorher zubereiten und im Kühlschrank aufbewahren. Nehmen Sie es aber rechtzeitig heraus, damit es Zimmertemperatur annimmt. Die Sauce ohne den Fisch hält sich – gut zugedeckt – mehrere Tage im Kühlschrank.

Wichtig: Fischgerichte nie länger als etwa 2 Stunden bei Zimmertemperatur stehen lassen!

Wer ist Rick Bayless?

Seine beiden Restaurants »Frontera Grill« und »Topolobampo« haben viele Auszeichnungen erhalten. Aber auch ihr Geschäftsführer und Küchenchef Rick Bayless kann hohe Auszeichnungen der amerikanischen Gourmet-Fachwelt vorweisen. Seine Liebe zur authentischen mexikanischen Küche spiegelt sich auch in seinen prämierten Kochbüchern wider.

Krebsfleisch Sardou mit Rahmspinat und Sauce Hollandaise

Restaurant »Galatoire's«, New Orleans, Louisiana

Für 4 Portionen

Für den Spinat:

¾ l Milch
½ Teelöffel Salz
½ Teelöffel weißer Pfeffer aus der Mühle
1 Prise Cayennepfeffer
1 Lorbeerblatt
1/8 l Weißwein
120 g Butter
60 g Mehl
250 ml Schlagrahm (wird nur bei Bedarf verwendet)
800 g frischer Blattspinat, gewaschen, geputzt und so blanchiert, dass die Blätter zusammengefallen sind
1 gekochtes Ei, klein gehackt

Für das Krebsfleisch

8 Artischocken
500 g Krebsfleisch
2 Esslöffel geklärte Butter

Zum Servieren:

½ Teelöffel Paprikapulver
Sauce Hollandaise (Rezept nachfolgend)

Für den Spinat: Die Milch in einem Topf erhitzen. Die Hitze verringern und Salz, weißen Pfeffer, Cayennepfeffer, Lorbeerblatt und Weißwein hinzufügen. Einige Minuten köcheln lassen, dann durch ein feines Sieb abseihen. Beiseite stellen.

Die Butter in einem großen Topf bei niedriger Hitze zerlassen, das Mehl zugeben und mit dem Schneebesen glatt rühren. Milch unter ständigem Rühren hinzufügen, bis die Sauce andickt. Wird die Sauce zu dick, zum Verdünnen Schlagrahm zugießen. Nach Belieben kann etwas Sahne auch zur Geschmacksanreicherung zugegeben werden. Die Sauce unter Rühren etwa 5 Minuten köcheln lassen.

Bei mittlerer Hitze den Spinat in die Sauce rühren. Nach Belieben mit Salz und Pfeffer abschmecken und 15 Minuten unter Rühren garen lassen, bis der Spinat weich ist.

Das Ei unterrühren. Den Spinat bis zum Servieren warm halten.

Für das Krebsfleisch: Die Artischocken in einen Topf geben und so viel Wasser zugießen, dass sie vollständig bedeckt sind. Bei mittlerer Hitze und zugedeckt etwa 30 Minuten garen. Abgießen und abkühlen lassen. Blätter, »Stroh« und Stängel entfernen, sodass nur die blanken Artischockenböden übrig bleiben. Beiseite stellen.

Das Krebsfleisch bei mittlerer Hitze in der Butter kurz braten. Auf Küchenpapier legen und die Butter abtupfen.

Wichtig: Erst kurz vor dem Servieren die Sauce Hollandaise zubereiten, da sie weder gekühlt noch einem Temperatur wechsel ausgesetzt werden darf, weil sie sonst gerinnt.

Zum Servieren den Spinat auf vier Teller verteilen und jeweils 2 Artischockenböden darauf legen. Das Krebsfleisch auf die Böden verteilen und jeweils 1 Esslöffel Sauce Hollandaise darauf geben und diese mit etwas Paprikapulver bestäuben. Die restliche Sauce separat dazu reichen.

Sauce Hollandaise

6 Eigelbe
2 Esslöffel Butter, in kleine Würfel geschnitten
1 Prise Salz
1 Prise Cayennepfeffer
1 Teelöffel Zitronensaft
1 Teelöffel roter Weinessig
2 Esslöffel eiskaltes Wasser
¼ l geklärte Butter (siehe Seite 189)

Eine Schüssel in ein Wasserbad stellen und bei mittlerer Hitze Eigelbe, Butterwürfel, Salz, Cayennepfeffer, Zitronensaft und Weinessig mit einem Schneebesen gründlich mischen. So lange langsam und gleichmäßig schlagen, bis die Butter aufgelöst und die Mischung anzudicken beginnt.

Das Wasserbad von der Kochstelle nehmen und das Wasser unterrühren. (Es kühlt die Mischung und verhindert, dass sie gerinnt.)

Die geklärte Butter portionsweise in die Eimischung rühren. Die fertige Sauce sollte eine angenehm sämige Konsistenz haben.

Austern à la Rockefeller

Restaurant »Galatoire's«, New Orleans, Louisiana

Für 6 Portionen
3 Dutzend große Austern
600 g Blattspinat, geputzt und grob zerkleinert
2 Stängel Frühlingszwiebeln, fein zerkleinert
1 mittelgroße Zwiebel, fein gewürfelt
1 Bund Petersilie, fein gehackt
1 Stange Staudensellerie, fein zerkleinert
1 Teelöffel fein zerkleinerter Knoblauch
1 Prise getrockneter Thymian
1 Prise Anispulver
¼ Teelöffel Salz
¼ Teelöffel schwarzer Pfeffer
¼ Teelöffel weißer Pfeffer
1 Esslöffel roter Weinessig
1 Teelöffel Worchestersauce
2 Teelöffel Pernod
¼ l geklärte Butter
150 g Vollkorn-Semmelbrösel
1 kg Steinsalz
Zitronen, in Achtel geschnitten
(Menge nach Belieben)

Den Ofen auf 190 °C (Gas Stufe 2–3) vorheizen.

Die Austern in einen Topf geben und so viel Wasser zugießen, dass sie vollständig bedeckt sind. Bei mittlerer Hitze 5 Minuten kochen, dann abgießen und beiseite stellen.

Bis auf die Semmelbrösel, das Steinsalz und die Zitrone alle restlichen Zutaten in den Mixer geben und pürieren. Die Mischung in eine Schüssel füllen und die Semmelbrösel gründlich untermischen.

Den Boden von 6 flachen Kuchen- oder Auflaufformen

mit Steinsalz bedecken und jeweils 6 halbe Austernschalen hineinsetzen. In jede Schale eine Auster geben. Die Sauce gleichmäßig auf die 36 Austern verteilen.

Die Austern 25 Minuten im vorgeheizten Ofen backen. Zum Servieren in den Formen belassen und mit den Zitronenachteln garnieren.

Über das Restaurant »Galatoire's«

Seit 1905 heben die Gäste ihr Glas auf dieses traditionsreiche Restaurant. In zeitlos elegantem Ambiente wird seit fast hundert Jahren die französisch-kreolische Küche gepflegt. Die Speisekarte spiegelt die regionale Küche von New Orleans in Vollendung wider.

An Anziehungskraft und Qualität hat dieses Restaurant in all den Jahren nichts verloren, was die zahllosen Auszeichnungen beweisen. Im Jahr 2001 wurde das »Galatoire's« in die Reihe der 50 besten Restaurants der USA aufgenommen.

Master-Gewürzmischung

Rezept von Daniel Orr, »Guastavino's«, New York

2 Esslöffel Koriander
1 Stück Sternanis
½ Esslöffel Fenchelsamen, roh
½ Esslöffel Fenchelsamen, kurz geröstet
2 Teelöffel Senfsamen
1 Teelöffel Kreuzkümmel
1 Teelöffel Ingwerpulver
1 kleine Zimtstange
1 Teelöffel weiße Pfefferkörner
1 Teelöffel schwarze Pfefferkörner
3 Lorbeerblätter
½ Teelöffel Macispulver (Muskatblüte)
oder Muskatnuss

Alle Zutaten in einer Gewürzmühle fein mahlen. Zum Aufbewahren die Mischung in einen luftdicht verschließbaren Behälter füllen.

TIPPS vom Küchenchef: Gewürzmischungen sind eine ideale Möglichkeit, Gerichten schnell einen besonderen oder für eine Spezialität typischen Geschmack zu verleihen. Diese von Daniel Orr kreierte Mischung passt ausgezeichnet zu dem nachfolgenden Gericht. Sie können damit aber auch vieles andere würzen, zum Beispiel Muscheln, Garnelen, alle Arten von kurz gebratenem Fleisch, pikante Füllungen, Pasteten, Terrinen oder gedünstete Grüne Bohnen mit Tomaten.

Hühnerbrust mit Gemüse und Süßkartoffeln

Rezept von Daniel Orr, »Guastavino's«, New York

Für 2 Portionen
2 Hühnerbrustfilets
1 Teelöffel Master-Gewürzmischung (siehe vorhergehendes Rezept)
1 kleine Hand voll gemischte frische Kräuter (zum Beispiel Basilikum, Kerbel, Schnittlauch, Estragon und Petersilie), fein zerkleinert
1 Knoblauchzehe, zerdrückt
5 Tropfen Tabasco
¼ Teelöffel Meersalz
Schwarzer Pfeffer aus der Mühle
2 kleine Süßkartoffeln, jeweils in 5 Stücke geschnitten
10 Blumenkohlröschen
10 Brokkoliröschen
10 Kirschtomaten

Für das Dressing:
1 Esslöffel Zitronensaft
¼ Teelöffel Meersalz
1 Esslöffel Olivenöl
10 Basilikumblätter, in Streifen geschnitten

Zum Servieren:
4 Stängel eines Gewürzkrauts (Sorte nach Belieben)

Die beiden Hühnerbrustfilets waschen, gut trockentupfen und jeweils 5-mal schräg einschneiden.

Die Gewürzmischung, die frischen Kräuter, Knoblauch, Tabasco, Meersalz und etwas (5-mal die Mühle drehen) schwarzen Pfeffer in einer Schüssel mischen. Diese Mischung mit einem Teelöffel in alle Einschnitte der Hühnerbrustfilets geben.

Das Fleisch und die Süßkartoffeln in einem Dampfkochtopf in wenig Wasser 6 Minuten dämpfen. Den Blumenkohl hinzufügen und weitere 5 Minuten garen. Den Brokkoli zugeben und 3 bis 4 Minuten dämpfen (nicht zu lange dämpfen, sonst verliert er seine schöne Farbe).

Zum Schluss die Tomaten in den Topf geben und etwa 1 Minute dämpfen, bis sie warm sind.

Für das Dressing Zitronensaft, Meersalz, Öl, Basilikumstreifen, das restliche Salz und etwas (5-mal die Mühle drehen) schwarzen Pfeffer in einer größeren Schüssel gründlich vermengen. Das Gemüse hinzufügen und vorsichtig mischen, bis es gleichmäßig mit Dressing bedeckt ist. Nach Belieben mit Salz abschmecken.

Zum Servieren das Gemüse auf Tellern anrichten, die Hühnerbrust obenauf setzen und mit dem in der Schüssel verbliebenen Dressing beträufeln. Mit den Kräuterstängeln garniert servieren.

Thunfisch à la Poivres

Rezept von Daniel Orr, »Guastavino's«, New York

Für 2 Portionen

500 g Thunfischsteaks, etwa 3 cm dick,
dunkle Teile entfernt
1 Teelöffel Salz
2 Esslöffel Pfeffermischung à la Poivres
(siehe vorhergehendes Rezept)
1 Esslöffel Olivenöl
1 mittelgroße Zwiebel,
in feine Ringe geschnitten
3 Knoblauchzehen,
in feine Scheiben geschnitten
400 g Gemüse, zum Beispiel Kürbis, Paksoi,
Prinzessbohnen oder rote Paprikaschoten,
in kleine Würfel oder Stücke geschnitten
1/8 l Fisch- oder Hühnerbrühe
4–5 Stängel Basilikum, Blätter abgezupft und
in Streifen geschnitten
2 dekorative Basilikum-Triebspitzen

Den Fisch mit Salz und der Pfeffermischung würzen.

Das Öl in eine Pfanne (mit Deckel) geben und erhitzen. Den Fisch hinzufügen und auf beiden Seiten jeweils 3 bis 5 Minuten braten, bis er appetitlich gebräunt ist (nicht zu dunkel werden lassen). Herausnehmen und warm halten.

Zwiebeln, Knoblauch und Gemüse in die Pfanne geben und 3 bis 5 Minuten unter Rühren garen. Die Brühe zugießen und das Ganze – zugedeckt – 3 bis 4 Minuten köcheln lassen, bis das Gemüse weich, aber noch bissfest ist. Die Basilikumstreifen kurz unterrühren und die Pfanne von der Kochstelle nehmen.

Das Gemüse auf Tellern anrichten und den Fisch obenauf

setzen. Mit den Basilikum-Triebspitzen garniert sofort servieren.

TIPPS vom Küchenchef: Die Garzeit des Thunfisches hängt von der Dicke der Steaks ab. Achten Sie darauf, dass der Fisch nicht zu lange brät (eher »medium rare« als ganz durch), sonst wird er trocken. Statt des Thunfisches können Sie auch Lachs nehmen.

Gerstensalat mit Spargel und Zitronenvinaigrette

Rezept von Daniel Orr, »Guastavino's«, New York

Für 2 Portionen
(Der Salat muss 2 bis 3 Tage im Kühlschrank durchziehen!)

Für den Salat:
150 g Gerstenkörner
10 Stangen Spargel, geputzt und in 2 cm lange Stücke geschnitten
1 kleiner Sommerkürbis (Durchmesser ca. 10 cm) oder ein entsprechend großes Stück Kürbis, in kleine Würfel geschnitten
½ mittelgroße rote Paprikaschote, in kleine Würfel geschnitten
½ mittelgroße gelbe Paprikaschote, in kleine Würfel geschnitten

Für die Vinaigrette:
2 Esslöffel Olivenöl
1 Esslöffel Wasser
2 Esslöffel Apfelessig
½ Teelöffel Chilipulver
Saft ½ Zitrone
Saft 1 Limone
1 Teelöffel fein zerkleinerte Zitronenzesten
Salz
Pfeffer aus der Mühle

Für den Salat die Gerste waschen. In einen Topf geben und etwa 1 Liter Wasser hinzufügen. Zum Kochen bringen, dann die Hitze verringern und die Gerste köcheln lassen, bis sie weich, aber noch bissfest ist. Abgießen und abtropfen lassen.

Den Spargel in wenig Wasser 2 bis 4 Minuten garen, bis er weich, aber noch bissfest ist. Abgießen und abkühlen lassen.
Den Kürbis blanchieren. Abgießen und abkühlen lassen.

Für die Vinaigrette Öl, 1 Esslöffel Wasser, Essig, Chilipulver, Zitronensaft, Limonensaft und Zitronenzesten in einer kleinen Schüssel gründlich mischen. Mit Salz und Pfeffer abschmecken.

In einer großen Schüssel die Gerste, das gesamte Gemüse und die Vinaigrette mischen. Eventuell mit Salz und Pfeffer abschmecken.
Den Salat zum Durchziehen 2 bis 3 Tage lang in den Kühlschrank stellen. Vor dem Servieren rechtzeitig herausstellen, da er Zimmertemperatur haben sollte.

TIPPS vom Küchenchef: Zum Servieren kann man den Salat mit beliebigen frischen Kräutern garnieren und Pitabrot dazu reichen. Gut schmeckt er auch zu gegrilltem Fisch oder Hühnchen.

Wer ist Daniel Orr?

Daniel Orr war nicht nur Küchenchef in Gourmet-Restaurants in ganz Europa, sondern auch im berühmten New Yorker »La Grenouille«. Heute (2003) leitet er das »Guastavino's«, das vom »Esquire Magazine« die Auszeichnung »Bestes neues Restaurant Amerikas« erhielt.

Muscheln mit Tomaten-Relish und Bohnenragout

Rezept von Aaron L. Keller, »Humpy's Alehouse«, Anchorage, Alaska

Für 4 Portionen
400 g schwarze Bohnen, über Nacht eingeweicht
1,5 l Gemüsebrühe
2 Lorbeerblätter
1 Teelöffel fein zerkleinerter frischer Thymian
1 kleine Zwiebel, gewürfelt
2 Knoblauchzehen, fein zerkleinert
1 Schalotte, gewürfelt
5 vollreife Tomaten, 1 gewürfelt, 4 geviertelt
1 Teelöffel Kümmel
1 Teelöffel Koriander
1 Prise Cayennepfeffer
Salz, weißer Pfeffer aus der Mühle
1 mittelgroße Stange Porree, in feine Streifen geschnitten
2 Orangen, geschält, in Spalten zerteilt
6 Esslöffel Olivenöl
3 Esslöffel Balsamico-Essig
1 kleiner Kopf Kohl (Sorte nach Belieben) oder Paksoi, geviertelt, blanchiert, abgekühlt und in feine Streifen geschnitten
20 große Kammmuscheln, gründlich gewaschen und Schalen geöffnet
2 Stängel Basilikum, Blätter abgezupft und in Streifen geschnitten

Die Bohnen abgießen und gründlich mit kaltem Wasser abspülen. In einen Topf geben und die Brühe zugießen. Bei mittlerer Hitze garen, bis die Flüssigkeit auf die Hälfte reduziert ist. Lorbeerblätter, Thymian, Zwiebeln, Knoblauch,

Schalotten, die Tomatenwürfel, Kümmel, Koriander und Cayennepfeffer hinzufügen. Das Ganze köcheln lassen, bis die Bohnen weich sind. Mit Salz und Pfeffer abschmecken.

Inzwischen den Ofen auf 200 °C (Gas Stufe 3) vorheizen.

Die Tomatenviertel, den Lauch und die Orangenspalten in eine große Schüssel geben. 2 Esslöffel Öl, den Essig sowie Salz und Pfeffer (nach Geschmack) hinzufügen und alles gründlich mischen. Die Mischung in eine flache Back- oder Auflaufform geben und im vorgeheizten Ofen etwa 15 Minuten backen, bis sie goldbraun ist. Herausnehmen und abkühlen lassen.

Den Grill vorheizen.

Den Kohl und das Muschelfleisch der Muscheln getrennt voneinander im restlichen Öl wenden. Den Kohl unter mehrfachem Wenden grillen, bis er weich, aber noch bissfest ist. Die Muscheln 2 bis 3 Minuten auf jeder Seite grillen, bis sie gar sind. Jedoch nicht zu lange garen, da sie nach dem Herausnehmen »nachkochen«.

Zum Servieren Bohnen und Kohl auf Tellern anrichten und je 5 Muscheln obenauf setzen. Die Tomaten-Orangen-Mischung darüber geben und mit Basilikumstreifen garnieren.

TIPP vom Küchenchef: Ideal ist es, wenn Sie die gekochten Bohnen über Nacht durchziehen lassen. Um das Gericht am nächsten Tag fertig zuzubereiten, die Bohnen erhitzen (eventuell etwas Wasser zugeben, damit nichts anbrennt).

Wer ist Aaron L. Keller?

Aaron L. Keller war unter anderem Küchenchef im »Anchorage Hilton« und im »Kona Hawaii Hilton«. Heute leitet er das Gourmet-Restaurant »Humpy's Alehouse« in Anchorage, Alaska.

Lachsfilets mit Senfsauce

Rezept von Mark Abernathy, »Loca Luna Bistro« und »Bene Vita Ristorante«, Little Rock, Arkansas

Für 6 Portionen
6 Lachsfilets
2 Esslöffel Pflanzenöl
Salz
Pfeffer aus der Mühle

Für die Sauce:
2 Esslöffel ungesalzene Butter
2 mittelgroße rote Zwiebeln, gewürfelt
2 kleine scharfe eingelegte Chilischoten (möglichst Jalapeños)
2 Knoblauchzehen, fein zerkleinert
1/8 l Hühnerbrühe
¼ l Weißwein
¼ l Schlagrahm
3 Esslöffel körnigen Dijon-Senf
2 Esslöffel fein zerkleinerter frischer Koriander
1 Prise Muskatnuss
Salz
Pfeffer aus der Mühle

Zum Servieren:
4 Stängel frischer Koriander

Den Grill vorheizen.

Die Lachsfilets mit Öl bestreichen und mit Salz und Pfeffer würzen.

Für die Sauce die Butter in einer Pfanne bei mittlerer Hitze zerlassen. Zwiebeln, Chilischoten und Knoblauch hinzufügen und unter Rühren 4 Minuten braten. Die Hitze verstärken und die Hühnerbrühe sowie den Weißwein zugießen. Das Ganze zum Kochen bringen und kochen lassen, bis die Flüssigkeit um ein Drittel reduziert ist.

Die Sahne unterrühren und alles kurz aufkochen lassen. Die Pfanne von der Kochstelle nehmen und den Senf sowie den zerkleinerten Koriander und das Muskat untermischen. Mit Salz und Pfeffer abschmecken. Die Pfanne wieder auf die Kochstelle setzen und die Sauce unter ständigem Rühren köcheln lassen, bis sie eine dickliche, sämige Konsistenz angenommen hat.

Zum Servieren ein paar Löffel der Sauce auf große Teller geben und den Lachs in die Mitte legen. Mit Korianderstängeln garniert sofort servieren.

Weiße Bohnensuppe à la Tuscan

Rezept von Mark Abernathy, »Loca Luna Bistro« und »Bene Vita Ristorante«, Little Rock, Arkansas

Für 6 Portionen

5 Tomaten, abgezogen und entkernt
1 eingelegte scharfe Chilischote
2 Esslöffel Pflanzenöl
1 große Zwiebel, gewürfelt
2 Knoblauchzehen, fein zerkleinert
1 Stange Staudensellerie, in sehr dünne Scheiben geschnitten
1 ½ l Hühnerbrühe
500 g getrocknete weiße Bohnen
2 Esslöffel fein zerkleinerte frische Petersilie
1 Teelöffel Salz
1 Teelöffel weißer Pfeffer
3/8 l Wasser

Den Grill vorheizen.

Die Tomaten unter dem Grill rösten, bis sie zu bräunen beginnen. Tomaten und Chilischote im Mixer pürieren.

Das Öl in einer Pfanne erhitzen. Zwiebeln, Knoblauch und Sellerie zugeben und braten, bis alles weich ist. Das Tomatenpüree hinzufügen und alles gründlich verrühren.

Brühe, Bohnen, Petersilie, Salz und Pfeffer zugeben und das Ganze zum Kochen bringen. 2 Minuten kochen lassen, dann die Hitze verringern und das Ganze – zugedeckt – 1 ¼ Stunden köcheln lassen.

Das Wasser zugießen und die Suppe 1 Stunde weiterköcheln lassen, bis die Bohnen weich sind.

Die Suppe im Mixer portionsweise pürieren und noch einmal erhitzen. Die sämige Suppe heiß servieren.

TIPP vom Küchenchef: Ausgezeichnet schmecken gegrillte, mit Knoblauch gewürzte Schweinefilets als Einlage.

Wer ist Mark Abernathy?

Mark Abernathy wurde und wird wohl auch weiterhin von namhaften Zeitungen und Fachzeitschriften als einer der besten Köche der USA gefeiert. Außerdem ist er Moderator einer eigenen Koch-Show, in der er die Frage »Was koche ich heute« mit Fantasie und Kompetenz beantwortet. Und nicht zuletzt: Er praktiziert engagiert das Zucker-Knacker-Ernährungskonzept.

Lonesome-Dove-Gewürzmischung

Rezept von Tim Love, »The Lonesome Dove Western Bistro«, Fort Worth, Texas

120 g Chilipulver
180 g Salz
8 Esslöffel Kümmelpulver
4 Esslöffel getrockneter Rosmarin
4 Esslöffel getrockneter Thymian
12 Esslöffel grob gemahlener Pfeffer
4 Esslöffel Knoblauchpulver
4 Esslöffel brauner Zucker

Alle Zutaten in einer Schüssel gründlich mischen. Zum Aufbewahren in einen luftdicht verschließbaren Behälter geben.

TIPPS vom Küchenchef: Mit dieser schmackhaften Gewürzmischung können Sie so gut wie alles würzen, sogar Ihr Frühstücksmüsli. Falls Sie von der Mischung nicht so viel zubereiten möchten, halbieren oder vierteln Sie einfach die im obigen Rezept angegebenen Mengen.

Kotelett vom Wildschwein mit Okra

Rezept von Tim Love, »The Lonesome Dove Western Bistro«, Fort Worth, Texas

Für 4 Portionen

Für die Marinade:

¾ l Wasser
4 Esslöffel gerebelte getrocknete Chilischoten (Peperoni)
90 g Salz
1 Lorbeerblatt
2 Knoblauchzehen

4 Wildschweinkoteletts à 100–150 g oder magere Schweinekoteletts
Salz
Schwarzer Pfeffer aus der Mühle
4 Esslöffel Lonesome-Dove-Gewürzmischung
Olivenöl
500 g Okraschoten

Für die Marinade alle Zutaten in einen Topf geben und zum Kochen bringen. Kochen lassen, bis sich das Salz vollständig aufgelöst hat. Vom Herd nehmen und vollkommen kalt werden lassen. Das Fleisch in die Marinade geben und 1 Stunde – nicht abgedeckt – in den Kühlschrank stellen.

Den Ofen auf 190 °C (Gas Stufe 2–3) vorheizen.

Das Fleisch aus der Marinade nehmen und gut trockentupfen. Nur leicht mit Salz und Pfeffer, aber reichlich mit der Gewürzmischung würzen.

2 Esslöffel Öl in einer Pfanne erhitzen und die Koteletts auf jeder Seite jeweils 2 Minuten braten. Das Fleisch auf ein

Backblech legen und 10 Minuten ruhen lassen. Anschließend das Blech in den vorgeheizten Ofen schieben und die Koteletts 10 Minuten garen.

Die Okraschoten in Öl wenden und mit Salz und Pfeffer würzen. Das Gemüse in der Pfanne oder – wenn vorhanden – auf einem separaten Grill unter ständigem Wenden 2 bis 3 Minuten garen.

Fleisch und Okraschoten auf Tellern anrichten und sofort servieren.

TIPPS vom Küchenchef: In der Marinade können Sie auch Schweinefleisch und Geflügel marinieren. Schweinefleisch nicht länger als 1 bis 2 Stunden in die Marinade legen, da es schnell den Salzgeschmack annimmt. Geflügel sollten Sie – je nach Größe – 4 bis 6 Stunden marinieren. Das Einlegen lohnt sich aber, denn das Fleisch wird schneller gar und bleibt wesentlich saftiger.

Wer ist Tim Love?

Tim Love ist der Besitzer des renommierten »The Lonesome Dove Western Bistro« in dem legendären Fort Worth, Texas. Er findet nur wenig Zeit, in seinem eigenen Restaurant als Küchenchef das Zepter zu schwingen, weil er außerdem eine Beratungsfirma für Gourmet-Restaurants besitzt und landauf, landab Köche unterrichtet. Der rührige Koch und Geschäftsmann verfügt über eigene Weinmarken und eine eigene Saucen-Marke.

Fisch im Gemüsebett

Rezept von Deborah Knight, »Mosaic«,
Scottsdale, Arizona

Für 4 Portionen
350 g sonnengetrocknete Tomaten
(nicht in Öl eingelegt)
¾ l kochendes Wasser
4 Knoblauchzehen
1 Schalotte
80 ml Olivenöl
10 ml Hühner- oder Gemüsebrühe
4 ½ Teelöffel fein zerkleinerte frische Petersilie
2 ½ Teelöffel fein zerkleinerter frischer Thymian
2 ½ Teelöffel fein zerkleinerter frischer Oregano
2 ½ Teelöffel frische Schnittlauchröllchen
Saft 1 Zitrone
1 Messerspitze Salz
1 Messerspitze Pfeffer
4 Esslöffel Weißwein
4 Esslöffel Hühnerbrühe
1 Stange Staudensellerie, in feine Scheiben geschnitten
1 kleine Zwiebel, fein gewürfelt
4 Esslöffel grüne Oliven, entsteint und geviertelt
4 Fischfilets (Fischart nach Belieben,
zum Beispiel Lachs, Rotbarsch oder Kabeljau),
gewaschen und trockengetupft
Salz
Pfeffer aus der Mühle
Alufolie

Den Ofen auf 200 °C (Gas Stufe 3) vorheizen.

Die getrockneten Tomaten in eine Schüssel geben und mit dem kochenden Wasser übergießen. 5 Minuten darin liegen lassen, dann abgießen und etwas abkühlen lassen. Überschüssiges Wasser mit der Hand herausdrücken.

Tomaten, Knoblauch und Schalotte in den Mixer geben und kurz pürieren. Das Öl und die Hühner- oder Gemüsebrühe hinzufügen und den Mixer knapp eine Minute laufen lassen, bis eine glatte Paste entstanden ist. 3 Teelöffel Petersilie, 1 Teelöffel Thymian, 1 Teelöffel Oregano, 1 Teelöffel Schnittlauch, die Hälfte des Zitronensaftes sowie das Salz und den Pfeffer zugeben. Alles gut mixen. Die Mischung beiseite stellen.

Den Weißwein, den restlichen Zitronensaft und die 4 Esslöffel Hühnerbrühe in einer Schüssel mischen. In einer zweiten Schüssel Sellerie, Zwiebeln und Oliven mischen. In einer weiteren kleinen Schüssel die restlichen Kräuter mischen.

4 Stücke Alufolie nebeneinander anordnen. Die Stücke sollten so groß sein, dass auf der einen Hälfte ein Fischfilet reichlich Platz hat (die zweite Hälfte bleibt leer).

Je ein Viertel der Gemüsemischung jeweils auf die eine Hälfte der Alufolie entsprechend der Größe eines Fischfilets ausbreiten. Den Fisch salzen, pfeffern und reichlich mit der Gewürzmischung bestreuen. Je ein Fischfilet auf das Gemüse setzen. Jeweils 2 bis 3 Esslöffel der Tomaten auf dem Fisch verstreichen. Die Alufolie zu einer Tasche verschließen, dabei zunächst noch eine Öffnung lassen und jeweils 2 Esslöffel der Weinmischung hinzufügen. Die Alutaschen fest verschließen und auf ein Backblech legen.

Den Fisch im Gemüsebett im vorgeheizten Backofen etwa 20 Minuten garen. (Die Garzeit hängt von der Fischart und der Dicke der Filets ab!)

Fischfilet mit warmer Gazpacho-Salsa und Gurkensaft

Rezept von Deborah Knight, »Mosaic«, Scottsdale, Arizona

Für 4 Portionen

Für die Gazpacho-Salsa:
4 Knoblauchzehen, fein zerkleinert
1 große rote Zwiebel, fein gewürfelt
4 Stangen Staudensellerie, in feine Scheiben geschnitten
4 mittelgroße Tomaten, abgezogen, entkernt und gewürfelt
½ kleine rote Paprikaschote, klein gewürfelt
½ mittelgroße grüne Paprikaschote, klein gewürfelt
½ kleine gelbe Paprikaschote, klein gewürfelt
1 Teelöffel grob gemahlene getrocknete Chilischoten (Peperoni)
3 Stängel frisches Basilikum, Blätter abgezupft und in feine Streifen geschnitten
1 Stängel frischer Oregano, fein zerkleinert
1 kleiner Stängel frischer Thymian, fein zerkleinert
2 Stängel frische glatte Petersilie, Blätter abgezupft und fein zerkleinert
Saft 1 Zitrone
2 Esslöffel Olivenöl

Für den Gurkensaft:
1 Gärtnergurke, grob gewürfelt
Salz
Weißer Pfeffer aus der Mühle

Für den Fisch:
3 Teelöffel grob gemahlener rosa Pfeffer
1 Stängel frischer Oregano, fein zerkleinert
1 Stängel frischer Thymian, fein zerkleinert

1 Stängel frische glatte Petersilie, Blätter abgezupft und fein zerkleinert
1 Teelöffel frische Schnittlauchröllchen
4 Fischfilets à 100–150 g (Art nach Belieben, zum Beispiel Rotbarsch oder auch Forelle)
Natives Olivenöl extra
60 ml Weißwein
¼ l Tomatensaft

Für die Gazpacho-Salsa alle Zutaten in einer Schüssel gründlich mischen. Beiseite stellen.

Für den Gurkensaft die Gurken im Mixer pürieren und durch ein feines Sieb oder einen Kaffeefilter abseihen. Mit Salz und Pfeffer würzen. Beiseite stellen.

Für den Fisch den Grill vorheizen. Pfeffer, Oregano, Thymian, Petersilie und Schnittlauch in einer kleinen Schüssel gründlich mischen. Den Fisch mit der Gewürzmischung bestreuen und die Mischung leicht andrücken. Den Fisch zum Garen in den Grill geben (die Garzeit hängt von der verwendeten Fischart ab).

Inzwischen eine Eisen- oder Edelstahlpfanne sehr heiß werden lassen. 2 Esslöffel Olivenöl und die Gazpacho-Salsa hinzufügen und unter Rühren ein paar Minuten köcheln lassen, bis das Gemüse weich, aber noch bissfest ist. Das Gemüse aus der Pfanne nehmen und beiseite stellen.

Den Weißwein in die Pfanne rühren und dabei den Bratsud ablösen. Köcheln lassen, bis der Wein auf die Hälfte reduziert ist. Den Tomatensaft zugießen und ebenfalls köcheln lassen, bis die Sauce beginnt, sämig zu werden. Von der Kochstelle nehmen.

Zum Servieren das Gemüse auf Tellern anrichten und den Fisch obenauf setzen und etwas Sauce darauf geben. Den

Gurkensaft rund um das Gemüse verteilen. Nach Belieben das Ganze mit Olivenöl beträufeln.

Wer ist Deborah Knight?

Deborah Knight hat an der Culinary Academy in San Francisco studiert und einige Jahre in verschiedenen renommierten Gourmet-Restaurants gearbeitet. Nach ihrer Rückkehr in ihre Heimatstadt Scottsdale eröffnete sie ihr eigenes Restaurant, das »Mosaic«. Es gehört zu den feinsten und angesehensten Restaurants der Stadt.

Hühnchen Cacciatore

Rezept von Johnny und Mary Jo Mosca, »Mosca's«, New Orleans, Louisiana

Für 6 Portionen

180 ml Olivenöl
6 ganze Hühnerschenkel
½ Teelöffel Salz
1 Teelöffel frisch gemahlener Pfeffer
10 Knoblauchzehen, zerdrückt
1 Teelöffel getrockneter Rosmarin
1 Teelöffel getrockneter Oregano
⅛ l trockener Weißwein
1 Dose (400 g) passierte Tomaten

Das Öl in einer großen Pfanne erhitzen und die Hühnerschenkel darin rundum bräunen.

Alle Gewürze über das Fleisch streuen und dabei die Hühnerschenkel mehrmals wenden, um die Gewürze gut zu verteilen.

Die Pfanne von der Kochstelle nehmen und den Wein über

das Fleisch gießen. Die Pfanne wieder auf den Herd setzen und die Tomaten einrühren. Das Ganze bei mittlerer Hitze unter gelegentlichem Rühren 10 bis 15 Minuten köcheln lassen, bis die Sauce andickt.

Die Hühnerschenkel auf Tellern anrichten, mit Sauce beträufeln und heiß servieren.

TIPP: Wenn Sie sechs Personen bewirten möchten und Sie nicht über eine Pfanne verfügen, in der sechs Hühnerschenkel ausreichend Platz haben, halbieren Sie alle Zutaten und arbeiten mit zwei Pfannen.

Wer sind Johnny und Mary Jo Mosca?

Das von vielen Familien sehr gern besuchte »Mosca's« liegt außerhalb von New Orleans und wird von den Besitzern Johnny und Mary Jo Mosca geleitet. Das Restaurant wurde von der James-Beard-Stiftung ausgezeichnet.

Hummersuppe mit Pilzen und Hummermedaillons

Rezept von Bernard R. Guillas, »The Shores« und »La Jolla Beach and Tennis Club«, San Diego, Kalifornien

Für 6 Portionen
2 ganze Hummer, gegart und abgekühlt
60 ml Olivenöl
2 Stangen Staudensellerie, fein zerkleinert
1 mittelgroße Zwiebel, gewürfelt
1 kleine Stange Porree, den weißen Teil in Ringe geschnitten (das Grün nicht verwenden)
8 Knoblauchzehen, fein zerkleinert
60 ml Apricot Brandy
4 mittelgroße Tomaten, abgezogen, entkernt und gewürfelt
5 Esslöffel passierte Tomaten aus der Dose oder 3 Esslöffel Tomatenmark
2–3 Esslöffel Vollkornmehl
$^{1}/_{8}$ l Weißwein
4 Stängel frischer Thymian
1 Lorbeerblatt
1 l Hühnerbrühe
180 ml Schlagrahm
Meersalz
1 Prise Cayennepfeffer
250 g frische Enokitake- oder Shiitake-Pilze, geputzt und zerkleinert oder frische Champignons, in hauchdünne Scheiben geschnitten
1 Esslöffel frische Schnittlauchröllchen

Das Fleisch der Hummer auslösen und in Medaillons schneiden. Beiseite stellen.

Die Hummerschalen und -scheren gut zerkleinern. Das Öl in einem großen Topf bei starker Hitze heiß werden lassen.

Sellerie, Zwiebeln, Porree und Knoblauch hinzufügen und unter Rühren bräunen.

Die Hummerschalen und -scheren hinzufügen und 5 Minuten unter ständigem Rühren braten. Das Ganze mit dem Brandy flambieren.

Tomatenwürfel, passierte Tomaten oder Tomatenmark und Mehl zugeben und 2 Minuten rühren. Wein, Thymian, Lorbeerblatt und Brühe unterrühren. Zum Kochen bringen. Die Hitze reduzieren und das Ganze 45 Minuten köcheln lassen.

Den Topfinhalt durch ein feines Sieb abscihen beziehungsweise so gründlich wie möglich passieren.

Die passierte Suppe in einen Topf geben und zum Kochen bringen. Die Sahne zugießen und alles 5 Minuten kochen lassen. Mit Salz und Cayennepfeffer würzen. Die Suppe eventuell kurz in den Mixer geben, um eine vollkommen glatte Konsistenz zu erreichen.

Zum Servieren die Pilze auf Suppentellern verteilen. Die Suppe hinzufügen und die Hummermedaillons als Einlage hinzugeben. Mit Schnittlauch garnieren und heiß servieren.

Wer ist Bernard R. Guillas?

Der in Großbritannien geborene Spitzenkoch verbrachte seine ersten Berufsjahre in Frankreich, wo er sich in mehreren hochkarätigen Restaurants die hohe Kunst der französischen Küche aneignete. Anschließend ging er in die USA, wo er in mehreren Restaurants als Küchenchef arbeitete und begehrte Auszeichnungen erhielt. Seit 1994 bestimmt er höchst erfolgreich das kulinarische Niveau der Restaurants »The Shores« und »La Jolla Beach and Tennis Club« in San Diego, veröffentlicht Kochbücher und tritt häufig im Fernsehen auf.

Getrocknete Tomaten in Öl

Rezept von Hans Rockenwagner, »Rockenwagner Restaurant«, Santa Monica, Kalifornien

Für 3 Pfund getrocknete Tomaten als Vorrat
60 ml Natives Olivenöl extra
Salz
Pfeffer aus der Mühle
3 Pfund vollreife Pflaumen- oder Flaschentomaten, halbiert (Schalen nur abziehen, wenn sie sehr fest sind)
2 Teelöffel getrockneter Thymian oder Majoran
Natives Olivenöl extra (zusätzlich fürs längere Aufbewahren der Tomaten)

Den Ofen auf 70 °C (Gas Stufe 1) vorheizen. Falls bei Ihrem Ofen diese niedrige Temperatur nicht einstellbar ist, klemmen Sie einen Kochlöffel in die Ofentür und kontrollieren die Wärme mithilfe eines Fleischthermometers.

Auf 2 Backbleche jeweils 2 oder 3 Esslöffel Öl geben und gründlich verstreichen. Die Bleche gleichmäßig mit Salz und Pfeffer bestreuen.

Die Tomaten mit der Schnittfläche nach oben auf die Bleche setzen und mit dem restlichen Öl bestreichen. Auf die Schnittflächen Salz, Pfeffer und Thymian oder Majoran streuen.

Die Tomaten im Ofen 6 bis 8 Stunden trocknen lassen, bis sie verschrumpelt, aber noch saftig sind und einen intensiven aromatischen Geschmack haben (gegen Ende der Trockenzeit probieren).

Die getrockneten Tomaten in einen luftdicht verschließbaren Behälter geben und im Kühlschrank aufbewahren und innerhalb 1 Woche verbrauchen. Mit Öl bedeckt halten sie sich etwa 3 Wochen.

TIPPS vom Küchenchef: Man kann getrocknete Tomaten zwar in fast jedem Supermarkt kaufen, aber der Geschmack und das Aroma lassen häufig einiges zu wünschen übrig, daher lohnt es sich, das obige Rezept auszuprobieren.

Getrocknete Tomaten eignen sich für viele Fleisch- oder Geflügelgerichte, Saucen oder Suppen. Und das Öl, in dem Sie die Tomaten aufbewahren, schmeckt wunderbar in Dressings, und es ist ein geschmackvolles Öl zum Braten von Fleisch oder Fisch.

Wer mag, kann dem Aufbewahrungsöl noch Knoblauch hinzufügen.

Sie können die Mengen des obigen Rezepts ohne weiteres halbieren oder dritteln, wenn Sie keinen größeren Vorrat brauchen.

Wer ist Hands Rockenwagner?

Hans Rockenwagner ist in Deutschland geboren und wanderte in die USA aus, wo er 1984 sein eigenes Restaurant in Santa Monica eröffnete. Seither findet das »Rockenwagner Restaurant« nicht nur bei den Gästen, sondern auch in der Gourmet-Fachwelt und in den Medien viel Beachtung. Es gilt als eines der besten Restaurants Kaliforniens.

Pilzsuppe à la Susanna

Rezept von Susanna Foo, »Susanna Foo's«, Philadelphia, Pennsylvania

Für 4 Portionen

15–20 g getrocknete Shiitake-Pilze, in lauwarmem Wasser eingeweicht, abgegossen und ausgedrückt, Stiele entfernt, Hüte in dünne Scheiben geschnitten
150 g frische junge Champignons, geputzt und in dünne Scheiben geschnitten
150 g frische Shiitake-Pilze, geputzt, Stiele entfernt und die Hüte in dünne Scheiben geschnitten
150 g Austernpilze, geputzt und in dünne Scheiben geschnitten
60 ml Olivenöl
2 Schalotten, fein gewürfelt
1 daumengroßes Stück frischer Ingwer, geschält und fein geraspelt
1 l Hühnerbrühe
1/8 l ungesüßte Kokosmilch
½ Teelöffel frisch gemahlener weißer Pfeffer
1 Esslöffel eiskaltes Wasser
1 Frühlingszwiebel, fein zerkleinert
1 Teelöffel fein zerkleinertes Zitronengras oder fein zerkleinerter frischer Thymian
1 Esslöffel Weißweinessig oder Saft 1 Zitrone
Salz
Pfeffer aus der Mühle
1 Esslöffel frische Schnittlauchröllchen

Die Pilze in separaten Schüsselchen bereitstellen, nicht untereinander mischen.

2 Esslöffel Öl in einem großen Topf erhitzen. Die Schalotten hinzufügen und unter ständigem Rühren etwa 2 Minu-

ten bräunen. Ingwer, die ausgedrückten Shiitake-Pilze und die Champignons zugeben und unter ständigem Rühren 3 Minuten braten.

Brühe, Kokosmilch, weißen Pfeffer und das Wasser unterrühren. Die Suppe zum Kochen bringen, dann die Hitze verringern und – zugedeckt – 30 Minuten köcheln lassen.

Inzwischen das restliche Öl in einer kleinen Pfanne erhitzen. Die frischen Shiitake-Pilze und die Austernpilze hinzufügen und bei starker Hitze und unter ständigem Rühren 2 Minuten braten, bis sie weich sind. Beiseite stellen und warm halten.

Frühlingszwiebeln, Zitronengras oder Thymian, Essig oder Zitronensaft in die Suppe geben und alles ganz kurz aufkochen lassen. Mit Salz und Pfeffer abschmecken.

Die Shiitake-Pilze und die Austernpilze auf vier Suppenschalen verteilen und die Suppe darüber geben. Mit Schnittlauch garniert sehr heiß servieren.

Kalbskoteletts mit Pilzen

**Rezept von Susanna Foo, »Susanna Foo's«,
Philadelphia, Pennsylvania**

Für 4 Portionen
3 Esslöffel Sojasauce
2 Esslöffel Brandy
1 Esslöffel Sesamöl
1 Esslöffel Maisöl
½ Teelöffel frisch gemahlener Pfeffer
4 Kalbskoteletts à 100–150 g, vorsichtig flach gedrückt
5 Esslöffel Olivenöl
2 Frühlingszwiebeln, fein zerkleinert
3 Schalotten, fein gewürfelt
500 g gemischte frische Pilze (Arten nach Belieben), geputzt, größere Pilze oder Pilzhüte zerkleinert
Salz
Pfeffer aus der Mühle

Sojasauce, Brandy, Sesamöl, Maisöl und Pfeffer in einer großen Schüssel mischen und die Koteletts unter mehrfachem Wenden hinzufügen. 20 Minuten im Kühlschrank ziehen lassen.

Den Grill vorheizen.

Das Fleisch aus der Marinade nehmen und gut trockentupfen. Die Marinade beiseite stellen.

Das Olivenöl in einer Pfanne sehr heiß werden lassen und die Koteletts darin auf beiden Seiten jeweils 2 bis 3 Minuten bräunen. Eventuell in Partien braten, da die Koteletts frei und nicht dicht gedrängt in der Pfanne liegen sollten.

Das Fleisch aus der Pfanne nehmen und 10 bis 12 Zentimeter von der Wärmequelle entfernt auf den Grill legen. Die Pfanne nicht reinigen!

Die Koteletts 3 bis 5 Minuten »medium rare« (nicht ganz durch) grillen. Zum Durchbraten 1 bis 2 Minuten länger garen.

Die Pfanne, in der die Koteletts gebraten wurden, stark erhitzen und die Frühlingszwiebeln sowie die Schalotten darin unter ständigem Rühren 2 bis 3 Minuten leicht bräunen. Die Pilze hinzufügen und rühren, bis rundum etwas Öl an ihnen haftet.

Die Marinade zugießen und 2 bis 3 Minuten unter Rühren kochen lassen, bis die Pilze gar sind. Mit Salz und Pfeffer abschmecken.

Zum Servieren die Koteletts auf Tellern anrichten, Pilze und Sauce darüber geben und heiß servieren.

Wer ist Susanna Foo?

Susanna Foo ist für ihre Spezialitäten der chinesischen Küche in den USA sehr bekannt. Die Auszeichnungen, die sie für ihre Kochkunst und ihr Restaurant von Zeitschriften und der Gourmet-Fachwelt erhielt, lassen sich kaum zählen. 1995 kam ihr kompetentes Buch über die chinesische Küche heraus, das mehrfach prämiert wurde.

Artischocken-Pesto

Rezept von Gilbert Garza, »Suze Restaurant«, Dallas, Texas

Für 6 bis 8 Portionen

2 Gläser eingelegte Artischockenherzen, abgegossen und gut abgetropft
Saft von 4 Zitronen
300 g Pecorino-Käse, gerieben
10 Knoblauchzehen, zerdrückt
¼ l Natives Olivenöl extra
Salz
2 Teelöffel grob gemahlener schwarzer Pfeffer

Artischocken, die Hälfte des Zitronensafts, Pecorino, Knoblauch und Öl in einer Schüssel gründlich mischen. Mit Salz und Pfeffer abschmecken. Gekühlt servieren.

Wer ist Gilbert Garza?

Gilbert Garza studierte an der Culinary Academy in San Francisco. Danach arbeitete er einige Zeit unter so berühmten Spitzenköchen wie Kent Rathbun und Dean Fearing. 1996 eröffnete er in Dallas sein eigenes Restaurant, das als eines der besten italienischen Restaurants Nordamerikas mehrfach ausgezeichnet wurde, genau wie sein zweites Restaurant, das »Suze«.

Marinierter Ziegenkäse mit gegrilltem Spargelsalat und Tomaten-Vinaigrette

Rezept von Gary Coyle,
»Tavern on the Green«, New York

Für 4 Portionen

Für den Ziegenkäse:
250 g Ziegenkäse
4 Esslöffel gemischte, fein zerkleinerte frische Kräuter, zum Beispiel Koriander, Rosmarin und Petersilie
3 Esslöffel Pflanzenöl
1 Esslöffel Natives Olivenöl extra
4 Esslöffel Balsamico-Essig
¼ Teelöffel Salz
¼ Teelöffel Pfeffer aus der Mühle

Für den Spargelsalat:
20 Stangen Spargel, geputzt
1 Esslöffel Olivenöl
Salz
Weißer Pfeffer aus der Mühle

Für die Tomaten-Vinaigrette:
1 große vollreife rote Tomate, abgezogen, entkernt und klein gewürfelt
1 große vollreife gelbe Tomate oder eine zweite rote Tomate, abgezogen, entkernt und klein gewürfelt
2 Esslöffel roter Weinessig oder Apfelessig
2 Esslöffel Pflanzenöl
2 Esslöffel Natives Olivenöl extra
Salz
Pfeffer aus der Mühle

Den Ziegenkäse in den Kräutern wenden und in eine flache Schale legen. Die beiden Ölsorten, Essig, Salz und Pfeffer mischen und über den Käse gießen. Die Schüssel zudecken und 15 Minuten bei Zimmertemperatur stehen lassen.

Für den Spargelsalat den Grill vorheizen. Die Spargel in die Grillpfanne nebeneinander legen, leicht mit Öl bestreichen. Mit Salz und Pfeffer nach Belieben würzen. Die Spargel grillen, bis sie leicht braun sind. Herausnehmen und beiseite stellen.

Für die Tomaten-Vinaigrette alle Zutaten in einer Schüssel gründlich mischen. Nach Belieben mit Salz und Pfeffer abschmecken.

Zum Servieren 5 Stangen Spargel auf jeden Teller geben. Je ein Viertel des Ziegenkäses darauf setzen und etwas Marinade darüber träufeln. Die Vinaigrette über die Spargel geben. Sofort servieren.

Meeresfrüchte mit Gurken-Vermicelli und Hummer-Bacon-Sauce

Rezept von Gary Coyle, »Tavern on the Green«, New York

Für 4 Portionen

Für die Hummer-Bacon-Sauce:

4 dünne Scheiben Bacon oder
ein anderer ähnlicher Schinken
60 ml Butter
4 kleine Schalotten, klein gewürfelt
2 Knoblauchzehen, fein zerkleinert
1 grüne Chilischote, entkernt und fein zerkleinert
4 Esslöffel Schlagrahm
2 Esslöffel zerkleinerte frische Petersilie
80 g gekochtes Hummerfleisch, klein gewürfelt
3 Esslöffel Zitronensaft
1 Messerspitze Salz
Pfeffer aus der Mühle

Für die Meeresfrüchte:

16 große Garnelen (Prawns) mit Schwanz,
geschält, Darm entfernt
16 große Seemuscheln, zum Beispiel
Kammmuscheln, Schale entfernt
6 Esslöffel Olivenöl
2 Esslöffel Butter
1 große Gurke, geschält, entkernt und in feine Streifen (möglichst so fein wie Vermicelli-Nudeln) geschnitten
Salz
Pfeffer aus der Mühle
500 g Blattspinat

Den Ofen 190 °C (Gas Stufe 2) vorheizen.

Für die Hummer-Bacon-Sauce den Schinken in einer kleinen Pfanne knusprig braten. Herausnehmen, abkühlen lassen und in kleine Stücke schneiden.

Die Butter in die Pfanne zu dem Schinkenfett geben und erhitzen. Schalotten, Knoblauch und Chili hinzufügen und unter Rühren braten, bis die Schalotten glasig sind (der Knoblauch darf nicht verbrennen!).

Die Sahne zugießen und ein paar Minuten unter Rühren köcheln lassen, bis die Masse andickt. Knoblauch, Hummerfleisch und Zitronensaft gründlich unterrühren. Mit Salz und Pfeffer abschmecken. Von der Kochstelle nehmen, aber warm halten.

Die Meeresfrüchte mit 3 Esslöffel Öl einstreichen und mit Salz und Pfeffer würzen. Auf ein Backblech legen und 10 bis 12 Minuten im vorgeheizten Ofen backen, bis die Muscheln weich sind. Aus dem Ofen nehmen, aber warm halten.

Inzwischen den Spinat in wenig Wasser garen und nach Belieben mit Salz und Pfeffer würzen.

Die Butter in einer Pfanne erhitzen und die Gurken darin leicht dünsten. Mit Salz und Pfeffer würzen.

Zum Servieren auf jeden Teller ein Viertel des Spinats in die Mitte geben. Jeweils ein Viertel der Gurken obenauf setzen. Je 4 Garnelen und 4 Muscheln rund um den Spinat anordnen. Auf das Ganze reichlich Hummer-Bacon-Sauce träufeln. Nach Belieben mit den krossen Bacon-Stückchen garnieren und sofort servieren.

Krebsfleisch-Burger mit Rucolasalat und Avocadosauce

Rezept von Gary Coyle, »Tavern on the Green«, New York

Für 4 Portionen

Für die Avocadosauce:
1 vollreife Avocado, zerdrückt
1 hart gekochtes Ei, klein gewürfelt
4 Esslöffel Mayonnaise
1 Esslöffel fein zerkleinertes süßsauer eingelegtes Gemüse (Mixed Pickles)
3 Esslöffel Sauerrahm
1 Esslöffel fein zerkleinerte frische Petersilie
1 Esslöffel fein zerkleinerter frischer Kerbel
1 Esslöffel Schnittlauchröllchen
1 Esslöffel Zitronensaft
1 Esslöffel Kapern
1 Messerspitze Cayennepfeffer

Für die Burger:
1 kg Krebsfleisch
4 Esslöffel Mayonnaise
3 Esslöffel Weißwein
1 Frühlingszwiebel, fein zerkleinert
3 Esslöffel Old Bay Seasoning oder
1 Teelöffel Salz und 1 Teelöffel Pfeffer
4 Eier, verquirlt
1 Esslöffel Worchestersauce
1 Teelöffel Chili- oder Hot-Pepper-Sauce
80 g Vollkornmehl
2 Eier, verquirlt (für die Panade)
160 g Vollkorn-Semmelbrösel

Für den Salat:
2–3 Hand voll Rucola (Rauke)
Saft 1 Zitrone
2 Esslöffel Olivenöl
Salz, Pfeffer aus der Mühle

Für die Sauce alle Zutaten in einer Schüssel mischen.

Für die Burger das Krebsfleisch, Mayonnaise, Weißwein, Frühlingszwiebel, Old Bay Seasoning oder 1 Teelöffel Salz und 1 Teelöffel Pfeffer, Eier, Worchestersauce und Chili- oder Hot-Pepper-Sauce gründlich vermengen, sodass eine Art Teig entsteht. (Wenn das Old Bay Seasoning nicht verwendet wird, eventuell mit mehr Salz und Pfeffer abschmecken.) Aus der Masse 8 Burger formen und jeden jeweils nacheinander in Mehl, Ei und Semmelbrösel wenden. Die Burger frittieren oder in reichlich Öl braten. Auf Küchenpapier abtropfen lassen und warm halten.

Für den Salat Rucola, Zitronensaft und Öl in einer Schüssel mischen und mit Salz und Pfeffer würzen.

Zum Servieren den Rucolasalat auf vier Tellern anrichten, jeweils 2 Burger darauf setzen und die Avocadosauce darüber verteilen.

Wer ist Gary Coyle?

Gary Coyle war Küchenchef in renommierten Restaurants, zum Beispiel im »St. Francis Hotel« in San Francisco, im »Meridian Hotel« oder im »La Cote Basque« in New York. Heute (2003) schwingt er in dem berühmten Feinschmecker-Restaurant »Tavern on the Green« in New York das Zepter.

Chili-Kalamari

Rezept von Ray Henry, »Caneel Bay«, St. John, Virgin Islands

Für 8 Portionen

Olivenöl
1 kg Tintenfisch (Sepia)
2 Knoblauchzehen, fein zerkleinert
½ Teelöffel gerebelte getrocknete Chilischoten (Peperoni)
8 Flaschen- oder Pflaumentomaten, abgezogen und gewürfelt
50 g Pinienkerne, geröstet
4 Esslöffel in Stifte geschnittene schwarze Oliven
2 Esslöffel Pesto
Saft 1 Zitrone
60 g Butter
2 Esslöffel Balsamico-Essig
2 Stängel frisches Basilikum, Blätter abgezupft und in Streifen geschnitten

Das Öl in einer Pfanne erhitzen und den Tintenfisch darin 1 bis 2 Minuten anbraten. Herausnehmen und warm halten.

Knoblauch und Chili in die Pfanne geben und 1 bis 2 Minuten braten, bis der Knoblauch goldbraun ist.

Die Tomaten hinzufügen und köcheln lassen, bis die Flüssigkeit fast eingekocht ist. Pinienkerne und Oliven unterrühren. Den Tintenfisch zugeben und 2 Minuten garen. Die restlichen Zutaten – bis auf das Basilikum – unterrühren. Mit Basilikum garnieren und möglichst heiß servieren.

Thunfisch mit Soja-Zwiebeln und Soja-Vinaigrette

Rezept von Tony Vallone, »Tony's«, »Anthony's«, »La Griglia«, »Grotto« und »Los Tonyos«, Houston, Texas

Für 4 Portionen

Für die Soja-Zwiebeln:

4 mittelgroße rote Zwiebeln,
in hauchdünne Ringe geschnitten
¼ l Sake (Reiswein)
¼ l helle Sojasauce
4 Knoblauchzehen, zerdrückt
1 daumengroßes Stück frischer Ingwer,
fein geraspelt

Für die Soja-Vinaigrette:

90 ml helle Sojasauce
1 Esslöffel Sesamöl
90 ml Reisweinessig
Saft von 1 Limone
¼ l Pflanzenöl
Salz
Pfeffer aus der Mühle

Für den Fisch und zum Servieren:

400 g gegarter Gelbflossen-Thunfisch oder
ein anderer Thunfisch
4 geröstete Tomaten, halbiert
1 kleine Hand voll Daikon- oder Sojasprossen
2 Teelöffel klein geschnittene eingelegte Rote Bete
2 Teelöffel Sesamsamen
4 Teelöffel Wasabi
1 dünne Stange Frühlingszwiebel,
sehr fein zerkleinert

Für die Soja-Zwiebeln alle Zutaten gründlich mischen und in eine Pfanne geben. So lange unter gelegentlichem Rühren köcheln lassen, bis fast alle Flüssigkeit verkocht ist. Abkühlen lassen (eventuelle Reste abgedeckt im Kühlschrank aufbewahren).

Für die Soja-Vinaigrette alle Zutaten gründlich mischen (nicht verwendete Vinaigrette in einem luftdicht verschlossenen Gefäß im Kühlschrank aufbewahren).

Zum Servieren den Fisch in 4 gleich große Portionen teilen und jede Portion in drei Scheiben schneiden (so schneiden, dass die größtmöglichen Scheiben entstehen).

Beim Anrichten bei allen vier Tellern so verfahren: eine Scheibe Thunfisch in die Mitte legen, eine Tomate darauf setzen, die zweite Scheibe Fisch auflegen, mit einer Schicht Soja-Zwiebeln bedecken, die dritte Scheibe Fisch auflegen.

Alle weiteren Zutaten gleichmäßig und dekorativ auf den Tellern verteilen. Zum Schluss das Ganze mit reichlich Soja-Vinaigrette beträufeln.

Linguine mit Krabben und Krebsfleisch

Tony Vallone, »Tony's«, »Anthony's«, »La Griglia«, »Grotto« und »Los Tonyos«, Houston, Texas

Für 6 Portionen
3 Esslöffel Natives Olivenöl extra
2 Knoblauchzehen, fein zerkleinert
250 g Krabben, geputzt, Darm entfernt
250 g Pizzatomaten aus der Dose
1 Esslöffel fein zerkleinerte frische Petersilie
Salz
Schwarzer Pfeffer aus der Mühle
Grob gemahlener roter Pfeffer
500 g Tomaten, abgezogen und gewürfelt
5 Stängel frisches Basilikum,
Blätter abgezupft und
in Streifen geschnitten
500 g Krebsfleisch
500 g Linguine (möglichst Vollkornnudeln),
nach Anweisung auf der Packung gekocht

Das Öl bei mittlerer Hitze in einer großen Pfanne heiß werden lassen und den Knoblauch darin knapp 1 Minute anbraten. Die Krabben hinzufügen und 3 bis 4 Minuten braten. Die Pizzatomaten zugeben und 4 bis 5 Minuten garen. Die Petersilie unterrühren und mit Salz und beiden Pfeffersorten würzen.

Die gewürfelten Tomaten unterrühren und das Ganze ein paar Minuten einkochen lassen, bis die Sauce eine sämige Konsistenz annimmt.

Die Hälfte des Basilikums und das Krebsfleisch vorsichtig unterheben und 3 Minuten köcheln lassen, bis das Krebsfleisch durchgewärmt ist. (Nicht zu viel rühren, damit das

Krebsfleisch nicht zerbröckelt.) Alles in eine Schüssel füllen und darin servieren.

Die Linguine in eine Schüssel geben und mit etwas Sauce mischen, um ihnen »Farbe« zu geben.

Das Ganze mit dem restlichen Basilikum garnieren und möglichst heiß servieren.

Wer ist Tony Vallone?

In Houston, Texas, kennt wahrscheinlich fast jeder mindestens eines der Restaurants der Vallone-Gruppe (»Tony's«, »Anthony's«, »La Griglia«, »Grotto« und »Los Tonyos«). Alle Vallone-Restaurants zeichnen sich nicht nur durch einen ausgezeichneten Service aus, sondern vor allem durch ihre exquisite Küche und die qualitativ hochwertigen Zutaten. Tony Vallone ist Autor eines in den USA sehr erfolgreichen Kochbuchs – und Anhänger des Zucker-Knacker-Ernährungskonzepts, das er auch in seinen Restaurants umsetzt.

Gefüllte Paprika

Rezept von Patricia Radicevic, »Three Brothers Restaurant«, Milwaukee, Wisconsin

Ergibt 12 Stück
4 Esslöffel Natives Olivenöl extra
2 große Zwiebeln,
klein gewürfelt
¾ l Hühnerbrühe
400 g brauner Reis (Naturreis)
1 Teelöffel Salz
12 grüne Paprikaschoten
1 Zucchini, geschält und in
etwa zentimetergroße Würfel geschnitten
1 große Möhre, geschält und in
etwa zentimetergroße Würfel geschnitten
2 Teelöffel getrocknete Dillspitzen
4 Knoblauchzehen,
fein zerkleinert
Salz
Pfeffer aus der Mühle
3 Tomaten, geachtelt

Den Ofen auf 190 °C (Gas Stufe 2) vorheizen.

Das Öl in einem großen Topf erhitzen und die Zwiebeln darin braten, bis sie glasig sind. Die Hühnerbrühe zugießen und zum Kochen bringen. Reis und Salz hinzufügen und bei mittlerer Hitze 20 bis 25 Minuten garen, bis der Reis weich, aber noch körnig ist. Abgießen und abkühlen lassen. Von den Paprika an der Stielseite einen »Deckel« abschneiden und mit einem Löffel die Kerne sowie die weißen Innenhäute entfernen. Die Schoten waschen und mit der Öffnung nach unten trocknen lassen.

Den abgekühlten Reis, Zucchini, Möhren, Dill und Knoblauch in einer großen Schüssel mischen. Mit Salz und Pfeffer würzen.

Die Reis-Gemüse-Mischung in die Paprikaschoten füllen und die Öffnung mit Tomatenachteln abdecken.

In einen ausreichend großen flachen Bräter oder in die Fettauffangschale des Ofens ¼ Liter Wasser gießen. Die Paprika aufrecht hineinsetzen und mit Alufolie locker abdecken. Etwa 1,5 Stunden im vorgeheizten Ofen backen, bis das Fruchtfleisch weich ist.

Das Gericht heiß servieren. (Reste einfrieren.)

Wer ist Patricia Radicevic?

Patricia Radicevic ist seit 30 Jahren passionierte Köchin und Restaurantfachfrau. In ihrem Restaurant serviert sie unter anderem serbische Gerichte, die auf Rezepten ihrer Schwiegermutter basieren. 2002 wurde sie von der James-Beard-Stiftung ausgezeichnet, und ihre Kochkunst findet immer wieder in den Fachzeitschriften große Beachtung.

Carpaccio à la Japan auf grünem Salatbett

Rezept von Warren Pearson, »Al Faisaliah«, Riad, Saudi-Arabien

Für 4 Portionen

Für das Dressing:
1 Esslöffel Wasabi
2 Esslöffel Sherry-Essig
2 Esslöffel Weißweinessig
6 Esslöffel dunkle Sojasauce
Schwarzer Pfeffer aus der Mühle (Menge nach Belieben)
1 Teelöffel fein geraspelter frischer Ingwer
1 Teelöffel frische Schnittlauchröllchen
1 Esslöffel Honig

Für das Fleisch und das Salatbett:
350 g Rinderfilet, in hauchdünne Scheiben geschnitten und vorsichtig flach gedrückt
Saft 1 Zitrone
Salz
Pfeffer aus der Mühle
2 kleine Stangen Porree, den weißen Teil in kurze Stücke geschnitten
100 g Austernpilze
1 Hand voll Endiviensalat, gewaschen und gut getrocknet
1 Hand voll Eichblattsalat, gewaschen und gut getrocknet
2 Teelöffel geröstete Sesamsamen
Shoga (eingelegter Ingwer)

Für das Dressing alle Zutaten in einer Schüssel gründlich mischen. Beiseite stellen.

Das Fleisch mit der Hälfte des Zitronensaftes einreiben und mit Salz und Pfeffer würzen.

Den restlichen Zitronensaft und 1 Prise Salz in einen kleinen Topf geben. Den Porree darin dünsten, bis er weich ist. Abgießen.

Ein Drittel des Dressings in eine Schüssel geben und den Porree noch warm hineingeben. Beiseite stellen.

Die Austernpilze salzen und pfeffern und ohne Fett in einer Pfanne mit Antihaftbeschichtung bräunen. Beiseite stellen und warm halten.

Für das Salatbett und zum Servieren beide Salatsorten und den Porree auf Tellern anrichten und das Fleisch dekorativ darauf legen. Die Austernpilze gleichmäßig auf die Teller verteilen und das Ganze mit dem restlichen Dressing beträufeln. Mit Sesamsamen und Shoga bestreuen. Sofort servieren.

28

Mythen

Einige der eingefahrenen Ansichten möchten wir gerne demontieren. Es gibt sie schon so lange, dass sie fast von jedem – sogar von vielen Ärzten – geglaubt werden. Leider wissen noch nicht einmal alle Ernährungsberater genau Bescheid über das komplizierte Zusammenspiel von Kohlenhydraten, Fetten und Proteinen, das sich im Körper ereignet – von den vielen schlecht informierten Leuten, die im Gesundheitswesen beschäftigt sind, ganz zu schweigen.

Die »beliebtesten« Irrtümer

Wie in kaum einem anderen Bereich des Lebens werden auf dem Ernährungssektor Dogmen und manche Thesen beharrlich über viele Jahre gepflegt und gehegt. Meinung wird als Wissenschaft verkauft und wissenschaftliche Erkenntnisse als Meinung angeprangert. Wohlgemerkt, wir reden hier nicht von Experten, die sich wirklich mit den Dingen auseinander setzen, sondern von jenen, die sich nicht sorgfältig informieren – weder über die Irrtümer vergangener Zeiten noch über die neuen Erkenntnisse, die dank der Bewegung, die in die Ernährungswissenschaft gekommen ist, von Jahr zu Jahr anwachsen. Lassen Sie uns einige dieser Mythen näher betrachten.

Kalorien und Gewichtsabnahme

Was ist eine Kalorie, und ist sie wirklich so wichtig? Eine Kalorie ist die Energiemenge (Wärme), die man aufbringen muss, um ein Gramm Wasser um ein Grad Celsius zu erwärmen, genauer gesagt: von 14,5 auf 15,5 Grad Celsius. In anderen Worten, es ist ein Maß für die Energiemenge, die zur Erreichung eines bestimmten Ergebnisses notwendig ist. Aber wie hängt das mit dem menschlichen Körper zusammen, und was bedeutet das für uns?

Wären wir alle Verbrennungsmotoren oder Warmwasserboiler, könnten wir das eben Gesagte leichter nachvollziehen: Die Kraftstoffmenge, die unser Motor aufnimmt, müsste dann lediglich in Form der entsprechenden Energiemenge wieder herauskommen. Wenn man eine bestimmte Nahrungsmenge mit einer bestimmten Kalorienmenge zu sich nimmt, müsste der Körper diese Energie theoretisch in einem bestimmten Zeitraum wieder verbrauchen, um kalorienneutral zu bleiben. Passiert das nicht, dann ist man von jeher davon ausgegangen, dass der Körper diese überschüssigen Kalorien in gespeicherte Energie (Fett!) umwandelt, die später abgegeben wird, sobald der Körper mehr Energie benötigt, als er aufgenommen hat. Dies ist seit Jahrzehnten die Standardtheorie. Nach diesem Modell sammelt sich unweigerlich Fett an, wenn der Kalorienbedarf überschritten wird.

Die meisten dieser Erkenntnisse basieren auf Forschungen, die vor Jahrzehnten durchgeführt wurden, Forschungen, die weder von anderen Forschern verifiziert noch der kritischen Überprüfung und ständiger Verfeinerung unterzogen wurden, wie es bei den meisten wissenschaftlichen Forschungsergebnissen heutzutage der Fall ist. Webb (1980) hat eine Reihe von Studien zum Thema Überernährung ausgewertet und korrekt festgestellt, dass die Energieaufnahme (Kalorien) allein *nicht* ausreicht, um eine Gewichtszu- oder -abnahme bei einem Menschen vorherzusagen. Trotzdem ist die Kalorientheorie in weiten Kreisen anerkannt und hat sich tief in das Bewusstsein der Öffentlichkeit eingegraben.

Glücklicherweise haben sich die Menschen nicht zu Maschinen entwickelt, und Kalorienbedarf sowie Kalorienkonsum müssen nicht in perfektem Gleichgewicht oder so fein ausbalanciert sein, dass wir uns über kleine Abweichungen in die eine oder andere Richtung Sorgen machen müssten. Bei Menschen wird das Körpergewicht durch integrierte und präzise koordinierte Effekte bei der Nahrungsaufnahme und Energieabgabe reguliert. In der Tat versteht bisher niemand wirklich genau, wie der Körper diesen komplizierten Prozess bewältigt. Wir wissen aber inzwischen, dass eine kalorienreduzierte Ernährung nur zu temporärem Gewichtsverlust führt. Es muss also einen Kompensationsprozess oder irgendeine andere Erklärung dafür geben.

Wie die Forschung gezeigt hat, passt unser Körper seinen Energieverbrauch an, während wir Diät halten und abnehmen. Der Körper fährt seinen Energiebedarf herunter und verbraucht somit weniger Energie für die Aufrechterhaltung seiner Funktionen (Leibel, Rosenbaum und Hirsch, 1995). Und genau hier liegt das Problem: die Schwierigkeit, selbst bei anhaltender kalorienreduzierter Ernährung das verringerte Gewicht beizubehalten. Dieses erstaunliche Phänomen ist auch der Grund für die schlechten langfristigen Ergebnisse der meisten Diätbehandlungen bei Übergewicht. Weil wir weniger essen, fühlen wir uns unwohl. Die wenigsten von uns wollen sich diesem Kampf für den Rest ihres Lebens stellen. Wir bieten Ihnen eine Möglichkeit, sich einem der größten Vergnügen des Lebens hinzugeben, nämlich normal dimensionierte Portionen zu essen.

Unser Standpunkt ist: Kalorien sind an sich nicht so wichtig wie die Art der Nahrungsmittel, die wir essen, wie wir sie essen und welche Stoffwechselprozesse für ihre Aufnahme und Verwertung notwendig sind. Wir wissen, dass man normale oder sogar recht stattliche Mengen der richtigen Nahrungsmittelarten über unbegrenzte Zeit zu sich nehmen kann, ohne dabei Pfunde anzusammeln!

Fette und Gewichtszunahme

Da Fette mehr Kalorien pro Gramm enthalten als Kohlenhydrate oder Proteine, zählt die Verdammung des Fetts seit Jahrzehnten zu den populärsten Mythen. Zugegeben, es gibt inzwischen eine ganze Reihe von Leuten, die das »Problem Fett« differenziert angehen. Doch die Gruppe, die es sich einfach macht und lediglich eins und eins zusammenzählt, ist immer noch ganz schön groß. Der Kalorienzähl-Mythos, der immer noch fest in den vielen Köpfen verankert ist, fördert natürlich den Fett-Mythos, der von einem schlichten Schema ausgeht: Eine bestimmte Grammanzahl Fett summiert sich zu mehr Kalorien als die gleiche Grammanzahl Kohlenhydrate. Wenn man also weniger Fett und eine höhere Grammanzahl Kohlenhydrate isst, ergibt das eine geringere Kalorienmenge und somit eine gesündere Ernährung. Diese Argumentation hat dem Konsum von bestimmten Kohlenhydratarten einen enormen Vorschub geleistet, beispielsweise Nudeln, Kartoffeln und Reis. Gepaart mit der Pasta-Mode hat dieser Trend inzwischen beispiellose Ausmaße angenommen.

Tatsache ist, dass Fette an sich nicht zwangsläufig zu einer Gewichtszunahme führen. Im Gegenteil, Fette sind sogar lebenswichtig für den Körper, da sie essentielle Stoffe wie Fettsäuren liefern, die für unseren Stoffwechsel wichtig sind, und bei der Aufnahme von Vitaminen sowie der Hormonproduktion eine gewichtige Rolle spielen. Zweifellos nehmen viele von uns mehr Fette zu sich, als ihr Körper benötigt, aber das liegt vor allem daran, dass zahlreiche der ausgesprochen beliebten Nahrungsmittel, wie Backhähnchen oder Pommes frites, sehr viel Fett enthalten. Wir sind da mit den »Fettgegnern« durchaus einer Meinung: Die heutzutage leider gängige große Menge an gesättigten Fetten muss man drosseln (ohne die vom Körper benötigte Fettmenge einzuschränken).

Da die Aufnahme von Fetten – genauso wie die von Kohlenhydraten – zu einer Veränderung des Cholesterinspiegels führen kann, muss man allerdings betonen, dass einige Fette den Cholesterinwert senken und andere ihn erhöhen. So können einfach ungesättigte Fettsäuren – wie sie in Olivenöl, Rapsöl, Erdnussöl und Pekannüssen vorkommen – tatsächlich gut für Menschen sein, die unter Erkrankungen der Koronararterien leiden oder bei denen ein hohes Herzerkrankungsrisiko vorliegt.

Zuverlässige Studien haben bestätigt, dass in den Mittelmeerländern, in denen die Bevölkerung einen großen Teil ihrer Kalorien in Form dieser einfach ungesättigten Fette, vornehmlich Olivenöl, aufnimmt, die Rate der Erkrankungen der Koronararterien niedrig ist. Andere Studien zeigen einen ähnlich positiven Effekt durch die Aufnahme von Walnüssen und Mandeln, die beide reich an einfach ungesättigten Fetten sind (O'Keefe, Lavier und McCallister, 1995).

Gesättigte Fette und viele mehrfach ungesättigte Fette stehen jedoch im Verdacht, das Risiko für eine Erkrankung der Koronararterien zu vergrößern. In einer Studie wurden zufällig ausgesuchte Patienten auf eine mediterrane Ernährungsweise mit viel Gemüse, frischen Früchten, Vollkorn und Olivenöl gesetzt. Nach 27 Monaten ergab der Vergleich zu einer Gruppe mit normaler Ernährung, dass ernstere Herz-Kreislauf-Fälle in der mediterranen Gruppe um 79 Prozent zurückgegangen waren (deLorgeril, Mamelle und Salem, 1993). Trotzdem lautet die vielfach empfohlene Standarddiät für Herz-Kreislauf-Patienten, 70 bis 85 Prozent ihres Kalorienbedarfs mit Kohlenhydraten zu decken und nur sehr geringe Mengen Fett und Proteine zu sich zu nehmen! Für viele Patienten kann dies genau der falsche Rat sein, denn eine derartige Ernährungsweise erhöht unter Umständen den Triglyzeridspiegel und senkt den Wert des HDL-Cholesterins (high-density lipoproteins, das »gute« Cholesterin; je höher das HDL, umso besser).

Eine weitere Fettklasse, die sich bei Herzerkrankungen positiv auswirken kann, sind die mehrfach ungesättigten Omega-3-Fettsäuren, die in Fischöl oder Leinsamen enthalten sind. Diese Öle senken die Triglyzeridwerte im Blut und verringern die Gerinnungsneigung der Blutplättchen im Blutstrom. Erhöhte Triglyzeride oder »klebrige« Plättchen tragen in der Regel zur Bildung der Arteriosklerose bei.

Wir stehen gewiss nicht allein mit unserer Meinung, dass nicht alle Fette gleich sind, und man sollte nicht davon ausgehen, dass sie alle die gleichen Auswirkungen haben, wenn wir sie verzehren. Viele sind tatsächlich gesund (siehe Kapitel 24 »Das Gerangel ums Fett«).

Cholesterin

Eng verwandt mit der »Fett-Geschichte« ist der Cholesterin-Mythos. Bis Anfang der 1970er Jahre schenkte man dem Cholesterin kaum Beachtung. Dann wurden in den USA erstmals Richtlinien veröffentlicht, die vor den Gefahren von Butter, Eiern, Schweineschmalz und anderen tierischen Fetten warnten. Damit nahm der anhaltende Trend, Nahrungsmittel in gesunde und ungesunde einzuteilen, seinen Anfang.

Der Zusammenhang von Fetten (Triglyzeride), Cholesterin und Herzerkrankungen wurde in der »Sieben-Länder-Studie« (Seven Countries Study) vorgestellt. Diese Studie empfahl, die Fettaufnahme auf 30 Prozent der gesamten Energieaufnahme zu drosseln. Die Studie zeigte aber auch, dass die niederländische Bevölkerung etwa 48 Prozent ihres Energiebedarfs mit Fett deckte und ihre Lebenserwartung eine der höchsten in Europa war!

Gleichermaßen betrug der Fettkonsum auf Kreta 40 Prozent der Gesamtenergieaufnahme, aber die Anzahl der Fälle von Herzerkrankungen blieb eine der niedrigsten in Europa. Diese Ungereimtheiten sind niemals zufrieden stellend erklärt worden. Allerdings meinen auch wir, dass zwischen einem sehr hohen Cholesterinspiegel – mehr als 300 mg/dl (Milligramm pro Deziliter = Einheit für die Messung des Cholesterinspiegels im Blut) – und Erkrankungen der Koronararterien ein nachweisbarer Zusammenhang besteht (Artraud-Wild, Connor, Sexton und Connor, 1993).

Darüber hinaus haben klinische Studien über die Senkung von Lipiden, einschließlich Cholesterin, keinen eindeutigen Rückgang der Sterberaten ergeben, obwohl der Cholesterinspiegel gesenkt wurde. In einigen Studien hatten mehr als die Hälfte der Patienten mit Koronarerkrankungen einen Cholesterinspiegel von unter 200 mg/dl (Anderson, Castelli und Levy, 1987). In den meisten Fällen zeigt sich, dass der Gesamtcholesterinwert allein kein zuverlässiger Indikator für das Risiko einer Herz-Kreislauf-Erkrankung darstellt.

29

Häufig gestellte Fragen

Die folgenden sechs Fragen hat man uns in den letzten Jahren am häufigsten gestellt. Die Antworten interessieren Sie sicherlich.

Frage: Viele Ärzte und Ernährungsberater sagen, dass das Verhältnis von Kalorienkonsum zu Kalorienverbrauch entscheidend dafür ist, ob man abnimmt oder zunimmt. Warum sind Sie anderer Meinung. Und wie sind Ihre Erfahrungen?

Antwort: Wir sagen, der Kalorienkonsum wird vom Körper bestimmt, weil er nicht alle Nahrungsmittel auf die gleiche Weise verarbeitet. Wir haben an uns selbst und vielen anderen Folgendes beobachtet: Die Zufuhr von Nahrungsmitteln mit niedrigem glykämischem Index, kalorienreichem Fleisch oder Pflanzenfetten wie zum Beispiel Olivenöl führt zu einem dauerhafteren Gewichtsverlust. Im Gegensatz dazu konnten wir das bei der Zufuhr einer vergleichsweise kalorienärmeren, hochglykämischen Nahrung nicht feststellen.

Frage: Wie hoch darf der Anteil an Proteinen sein, und wann wird es gefährlich?

Antwort: Wir konnten keine Studie finden, die einen Anteil von 30 Prozent Proteinen (bezogen auf die zugeführte Kalorienmenge) als nachteilig betrachtet. Eine Ausnahme machen

Personen mit Nierenerkrankungen. Andererseits muss man bedenken, dass bei einem Anteil von 50 Prozent Proteinen (und den damit verbundenen Fetten) sehr schnell ein Mangel an Vitaminen, Mineralstoffen, Ballaststoffen und anderen wichtigen Nährstoffen auftreten kann. Diese wichtigen Stoffe werden bei der Ernährung mit einem höheren Anteil an Obst und Gemüse normalerweise dem Körper zugeführt.

Frage: Ist Vollmilch ungesund, und macht sie dick?

Antwort: Vollmilch ist gesund und macht nicht dick, wenn sie in der gleichen Menge wie fettarme Milch getrunken wird. Vollmilch bringt nur mehr gesättigte Fettsäuren in Ihre Nahrung, was eine Rolle spielt, wenn diese auch in Ihrem übrigen Essen in starkem Maße vorhanden sind.

Frage: Was ist gesünder? Butter oder Margarine?

Antwort: Da viele Margarinesorten so genannte Transfettsäuren (die »schlechten« Fette) enthalten, sind Sie mit Butter auf der sichereren Seite. Es sei denn, Sie wählen eine Margarine, die diese Fette mit Sicherheit nicht enthält (Zutatenliste lesen). Im Gegensatz zu Margarine verleiht schon ein winziges Stück gesalzene Butter einem Gericht einen wunderbaren Geschmack. Ein vergleichbarer Geschmacksbringer ist ungesalzene Butter, von der Sie sogar etwas mehr nehmen können.

Frage: Wenn Fleisch keine Ballaststoffe enthält, reicht dann ein Anteil von 40 Prozent Kohlenhydraten aus?

Antwort: Ja, unter der Voraussetzung, dass man die ballaststoffreichen Nahrungsmittel mit niedrigem glykämischem Index zu sich nimmt (wie im Zucker-Knacker-Ernährungskonzept empfohlen).

Frage: Wie lange kann man sicher und erfolgreich den Zucker-Knacker-Lebensstil beibehalten?

Antwort: Für immer!

Glossar

Aminosäuren Die wichtigsten Bausteine aller Proteine. Es gibt neun essenzielle, das heißt unentbehrliche Aminosäuren, die der Körper nicht selbst herstellen kann und die daher über die Nahrung zugeführt werden müssen (ein Ei enthält alle neun essenziellen Aminosäuren).

Amylase Enzyme, die von den Speicheldrüsen und der Bauchspeicheldrüse abgegeben werden und die Kohlenhydrate abbauen (sie spalten Stärke und Glykogen).

Antioxidantien Chemische Verbindungen, die bereitwillig ein freies Radikal aufnehmen und so die Oxidation von mehrfach ungesättigten Fettsäuren verhindern, die zur Erhaltung der Zellen notwendig sind. Antioxidantien sind zum Beispiel die Vitamine A, C und E.

Arteriosklerose (Arterienverkalkung) Verhärtung oder Verengung der Arterien als Folge von Ablagerungen auf der Innenwand arterieller Blutgefäße sowie durch Vermehrung des Cholesterins.

Atheromatose (auch Plaque genannt) Degenerative Veränderung bei Arteriosklerose, also Ablagerungen von Cholesterin, Kalzium und Blutgerinnseln auf der Gefäßinnenwand.

Bauchspeicheldrüse Wichtiges Körperorgan, das sowohl Insulin als auch Glukagon und Verdauungsenzyme wie Lipase produziert.

Betazellen Spezialisierte Zellen in den Langerhans-Inseln der Bauchspeicheldrüse, die für die Produktion und Ausschüttung von Insulin verantwortlich sind.

Blutgerinnsel Geronnenes Blut im Blutstrom.

Blutplättchen Blutbestandteile, die wichtig für den Gerinnungsprozess sind; sie kleben aneinander und starten damit den Prozess der Blutgerinnung.

Cholesterin Eine Verbindung, die zur Familie der Sterine gehört. Kann vom Blut nur aufgenommen und zur Verteilung in alle Zellen transportiert werden, wenn es an Lipoproteine (Fett-Eiweiß-Körper) gebunden ist.

Diabetes mellitus Typ I Insulinabhängiger Diabetes, auch juveniler Diabetes genannt. Eine Krankheit, die durch Insulinmangel und dem daraus erhöhten Blutzuckerspiegel gekennzeichnet ist.

Diabetes mellitus Typ II Nicht insulinabhängiger Diabetes, auch Altersdiabetes genannt. Eine Krankheit, die durch die Resistenz von Körperzellen gegen Insulin gekennzeichnet ist, was ebenfalls zu einem erhöhten Blutzuckerspiegel führt.

Einfachzucker Auch Monosaccharide genannt; die wichtigsten sind Glukose, Fruktose (Fruchtzucker) und Galaktose (Milchzucker).

Energie Die Fähigkeit, Bewegung oder Wärme zu erzeugen.

Fette, einfach ungesättigte Fettmoleküle, die nur eine Doppelbindung enthalten, beispielsweise enthalten in Oliven, Erd- und Pekannüssen.

Fette, gesättigte Fettmoleküle, die Kohlenstoffatome enthalten, die vollständig mit Wasserstoffatomen verbunden sind; dazu gehören die meisten tierischen Fette.

Fette, mehrfach ungesättigte Fettmoleküle, die zwei oder mehr Doppelbindungen enthalten. Die meisten Pflanzenöle sind mehrfach ungesättigt.

Fettleibigkeit (Adipositas) Das Vorhandensein von übermäßig viel Körperfett.

Fettsäuren, freie Die strukturellen Komponenten der Fette.

Fibrinogen Protein, das zur Blutgerinnung führt.

Flavonoide Stoffe, die in der Natur meistens als gelbe Pigmente auftreten und keinen Nährwert haben, aber zur Gesunderhaltung der Arterienwände beitragen können, indem sie den Cholesteringehalt der Kapillarwand verringern.

Fruktose Ein einfacher Zucker (Fruchtzucker), der in Früchten vorkommt. Sein insulinstimulierender Effekt ist geringer als der von Galaktose und Glukose.

Galaktose Ein einfacher Zucker, der in Milchprodukten vorkommt. Sein insulinstimulierender Effekt ist geringer als der von Glukose.

Glukagon Ein Hormon, das von der Bauchspeicheldrüse ausgeschüttet wird und das bei der Regulierung des Blutzuckers sowie dem Abbau von angelagertem Fett hilft.

Glukose Die Form, in der Zucker im Blutstrom zirkuliert; die Hauptenergiequelle des Körpers.

Glykämischer Index Besagt, wie schnell ein kohlenhydrathaltiges Nahrungsmittel in Glukose abgebaut wird und wie stark dabei der Blutzuckerspiegel ansteigt.

Glykogen Eine komplexe Form von Glukose, die in der Leber und den Muskeln gespeichert wird, um bei Bedarf Energie zu liefern.

Glyzeride Eine Gruppenbezeichnung für Fette; Mono-, Di- und Triglyzeride, die eine, zwei oder drei Fettsäuren enthalten, sind die Hauptbestandteile von Fett.

Glyzerin Ein Bestandteil von Fett. Chemisch gesehen ist es ein Alkohol, der kombiniert mit Fettsäuren zu Fett wird.

Glyzerin-3-Phosphat Ein Stoffwechselprodukt, das bei der Umwandlung von Glukose zu Triglyzerid entsteht.

HDL (high-density lipoproteins) Lipoproteine hoher Dichte (auch »gutes« Cholesterin genannt), die Cholesterin aus den Zellen in die Leber transportieren, damit es dort abgebaut und aus dem Körper ausgeschieden werden kann; wahrscheinlich das beste Mittel zum Schutz gegen Gefäß- und Herzerkrankungen sowie Herzinfarkt.

Hyperglykämie Abnormal erhöhter Blutzuckerspiegel.

Hyperlipidämie Abnormal erhöhte Lipidwerte im Blut, betrifft meistens Cholesterin oder Triglyzeride, oft beide.

Hypertonie Ständig erhöhter Blutdruck.

Hypoglykämie Abnormal niedriger Blutzuckerspiegel.

Insulin Von der Bauchspeicheldrüse ausgeschüttetes Hormon. Es senkt den Blutzuckerwert, indem es die Zellen anregt, Glukose aufzunehmen.

Insulinresistenz Unvermögen des Insulins, die Zellen zur Aufnahme von Glukose zu bewegen. Das führt zu einem Anstieg des Blutzuckerspiegels und löst damit den Bedarf nach weiterem Insulin aus.

Kalorie Die Wärmemenge, die notwendig ist, um 1 g Wasser um 1 °C (von 14,5 auf 15,5 °C) zu erwärmen.

Kohlenhydrate Chemische Verbindungen, die Kohlenstoff, Wasserstoff und Sauerstoff enthalten; eine der Speicherformen von Zucker.

Kohlenhydrate, komplexe Kohlenhydrate mit komplizierterer Struktur, wie beispielsweise Stärke oder Glykogen. Der Grad der Komplexität bedingt oder bestimmt nicht die Verdauungsrate des Kohlenhydrats.

LDL (low-density lipoproteins) Lipoproteine niedriger Dichte (auch »schlechtes« Cholesterin genannt), die für den Transport von Cholesterin wichtig sind. LDL-Cholesterin wird als einer der Hauptrisikofaktoren für Herzerkrankungen angesehen.

Leber Großes Körperorgan, das den Stoffwechsel für Kohlenhydrate, Proteine und Fette und die Bildung von Enzymen, Cholesterin und anderen wichtigen Substanzen steuert. Sie ist unser »Stoffwechsel-Computer«.

Lipasen Enzyme, die von der Bauchspeicheldrüse abgegeben werden, um Fette zu verdauen.

Lipid Ein Fett pflanzlichen oder tierischen Ursprungs.

Lipogenese Neubildung von Fett im Fettgewebe durch Aufnahme von Lipoproteinen und Bildung von Triglyzeriden.

Lipolyse Die von Lipasen bewirkte Aufspaltung von gespeichertem Fett in freie Fettsäuren und Glyzerin.

Lipoproteine Fett-Eiweiß-Körper. Kombination aus Fett und Proteinen, die im Blutstrom zirkulieren. Sie sind die wichtigsten Lipid-Träger.

Lipoproteinlipase (LPL) Ein sehr wichtiges Enzym für die Fettspeicherung.

Lymphsystem Lymphgefäße, die Gewebsflüssigkeit zurück in das Herz-Kreislauf-System bringen. Wichtigster Absorptionsweg für Fette aus dem Dünndarm.

Magenentleerung Der Prozess, bei dem Nahrung aus dem Magen in den Darm transportiert wird, oder die Zeit, die benötigt wird, um eine Mahlzeit aus dem Magen in den Darm zu transportieren.

Phytostoffe (Pflanzenstoffe) Substanzen beziehungsweise

Inhaltsstoffe, die in Pflanzen enthalten sind, zum Beispiel Farbstoffe wie Betakarotin.

Plaque Ablagerungen von Cholesterin, Kalzium und Blutgerinnseln auf der Innenwand arterieller Blutgefäße. Auch Atheromatose genannt.

Sterine (Sterinkörper) In Zellen vorhandene organische Verbindungen, beispielsweise Cholesterin.

Stoffwechsel Die Summe aller chemischen und physiologischen Prozesse, durch die der Körper wächst und sich selbst erhält und durch die Aufbau- und Energiestoffe in einen neuen Zustand umgewandelt werden.

Syndrom X Die Kombination von zwei oder mehreren der folgenden Zustände: Insulinresistenz, erhöhter Insulinspiegel, erhöhte Triglyzeridwerte, Fettleibigkeit und Bluthochdruck.

Synthese Herstellung einer neuen Substanz.

Triglyzeride Die häufigste Art gespeicherter Fette in den meisten organischen Systemen.

VLDL (very low-density lipoproteins) Lipoproteine sehr geringer Dichte, die beim Transport der Fettkomponenten von der Leber zu den Fettzellen eine wichtige Rolle spielen.

Sachregister

Rezeptregister